OMEGA-3

Gesünder leben
mit den essenziellen Fettsäuren

Uwe Gröber

OMEGA-3

Gesünder leben
mit den essenziellen Fettsäuren

südwest

INHALT

EINLEITUNG

Noch nie gab es eine so große Auswahl an Nahrungsmitteln – zugleich waren aber auch noch nie so viele Menschen von ernährungsbedingten Erkrankungen wie Übergewicht, Typ-2-Diabetes und Fettleber betroffen. Es vergeht kein Tag, an dem wir nicht in der Presse, im Radio oder Fernsehen über gesunde Ernährung aufgeklärt und mit immer neuen Erkenntnissen konfrontiert werden. Da wurde uns gerade eben noch empfohlen, möglichst viele Kohlenhydrate zu verzehren, und plötzlich sollen wir die lieb gewonnenen Kartoffeln durch »gutes Eiweiß« und »gutes Fett« ersetzen.

Im Hinblick auf die diätetische Versorgung mit Vitaminen, Mineralstoffen und essenziellen Fettsäuren lautet die gängige Meinung: Eine ausgewogene Ernährung mit viel Obst und Gemüse deckt den täglichen Bedarf an lebensnotwendigen Nahrungsinhaltsstoffen. Nahrungsergänzungsmittel sind daher für gesunde Menschen, die sich normal ernähren, in der Regel überflüssig. Denn mit einer ausgewogenen Ernährung bekommt der Körper alle Nährstoffe, die er braucht. Dieses gängige Dogma, das uns seit Jahren von Behörden und Ernährungsfachgesellschaften oktroyiert wird, verschweigt allerdings, dass der Anteil an Nährstoffen wie Vitamin D, Magnesium, Zink, Jod und Omega-3-Fettsäuren in unserer Nahrung immer weiter abnimmt. Über diese wissenschaftliche Tatsache können Sie sich objektiv in der weltweit größten (englischsprachigen) medizinischen Datenbank *PubMed* informieren!

Trotz der zahlreichen Fortschritte auf dem Gebiet der modernen Medizin steigen die Morbidität und Mortalität aufgrund zivilisationsbedingter Krankheiten weiterhin dramatisch an. Schätzungen zufolge sind in den modernen Industrienationen bis zu

50 % aller Erkrankungen auf falsche Ernährung und mangelnde körperliche Aktivität zurückzuführen. Essenzielle Nahrungsinhaltsstoffe wie Omega-3-Fettsäuren besitzen in der Therapie ernährungsbedingter Krankheiten ein beachtliches präventivmedizinisches und therapeutisches Potenzial.

Nach aktuellen Ernährungsberichten sind weltweit Milliarden Menschen von einer Unterversorgung mit den langkettigen Omega-3-Fettsäuren Eicosapentaensäure (EPA) und Docosahexaensäure (DHA) maritimen Ursprungs betroffen. In der Hauptsache sind dies Schwangere, Kleinkinder, Schulkinder, Sportler, ältere Menschen sowie Personen mit chronischen Erkrankungen und regelmäßiger Medikation. Chronizität und Multimorbidität bedingen vor allem im Alter einen erhöhten Medikamentenkonsum, der zusätzlich die Verwertung von essenziellen Nahrungsinhaltsstoffen erheblich beeinträchtigen kann.

Die essenziellen Fettsäuren EPA und DHA verschwinden langsam, aber stetig aus unserer Ernährung. Eine Unterversorgung mit diesen Fettsäuren löst vielfältige Stoffwechselstörungen aus, auf deren Boden sich über Jahre handfeste Zivilisationserkrankungen entwickeln. Die Folgen dieses Mangels machen sich in der Bevölkerung bereits bemerkbar durch eine starke Zunahme von Krankheiten wie ADHS, Depressionen, Demenz, Herzkrankheiten oder Krebserkrankungen. Die an der Entstehung dieser Krankheiten beteiligten Faktoren gehen auf komplexe Systemstörungen des Organismus zurück, deren Therapie für ihren Erfolg eine ganzheitliche Betrachtung der Krankheitsursachen und vor allem innovative ernährungstherapeutische Strategien erfordert, insbesondere im Bereich der Prävention. Der präventivmedizinische und therapeutische Einsatz von EPA und DHA sowie anderer essenzieller Nahrungsinhaltstoffe (z. B. Vitamine, Mineralstoffe) stellt daher eine wertvolle Ergänzung und Bereicherung konservativer medizinischer Therapiemaßnahmen dar (siehe Abb. 1, S. 9).

EPA UND DHA: DIE SCHLÜSSEL ZUR GESUNDHEIT

Weltweit sind EPA und DHA seit Jahren Gegenstand intensiver Forschung. Eine Erklärung dafür sind die zahlreichen überzeugenden Ergebnisse aus aktuellen Studien.

Ob Störungen und Erkrankungen wie ADHS, Allergien, Alzheimer, Anti-Aging, Asthma, Augenerkrankungen (z. B. trockenes Auge), Bluthochdruck, Demenz, Depressionen, Diabetes mellitus, entzündliche Darm- (z. B. Morbus Crohn), Gelenk- (z. B. Arthrose, Rheuma) oder Hauterkrankungen (z. B. Neurodermitis, Psoriasis), Fettstoffwechselstörungen, Herz-Kreislauf-Erkrankungen (z. B. Herzinfarkt, Schlaganfall), Krebs, Migräne, Multiple Sklerose, Übergewicht oder positive Lebensbereiche wie Schwangerschaft und Leistungssport – in beinahe allen Fachgebieten der Medizin ist das Interesse an Omega-3-Fettsäuren in den letzten Jahren stärker gestiegen als an jeder anderen Nährstoffgruppe.

Die gute Nachricht: In allen Lebensabschnitten entfalten die langkettigen Omega-3-Fettsäuren EPA und DHA maritimen Ursprungs (z. B. Algen- oder Fischöl, Seefisch) präventive und gesundheitsfördernde Effekte. So sind diese essenziellen langkettigen und mehrfach ungesättigten Fettsäuren bereits im Mutterleib wesentlich für die Entwicklung des Gehirns und die Sehfunktion des Babys.

In der Kindheit und Jugend beeinflussen sie unter anderem die kognitive Entwicklung. Bei Erwachsenen und Senioren helfen Omega-3-Fettsäuren bei der Vorbeugung einer Vielzahl von Erkrankungen, können deren Therapie optimieren und somit die Lebenszeit verlängern und die Lebensqualität deutlich verbessern (siehe Tab. 4, S. 49).

Die schlechte Nachricht: Laut Herrn Prof. Dr. med. Clemens von Schacky von der LMU in München verschwinden EPA und DHA unbemerkt und langsam, aber stetig aus unserer Ernährung. Die Folgen dieses Mangels stellen wir bereits fest: weltweite

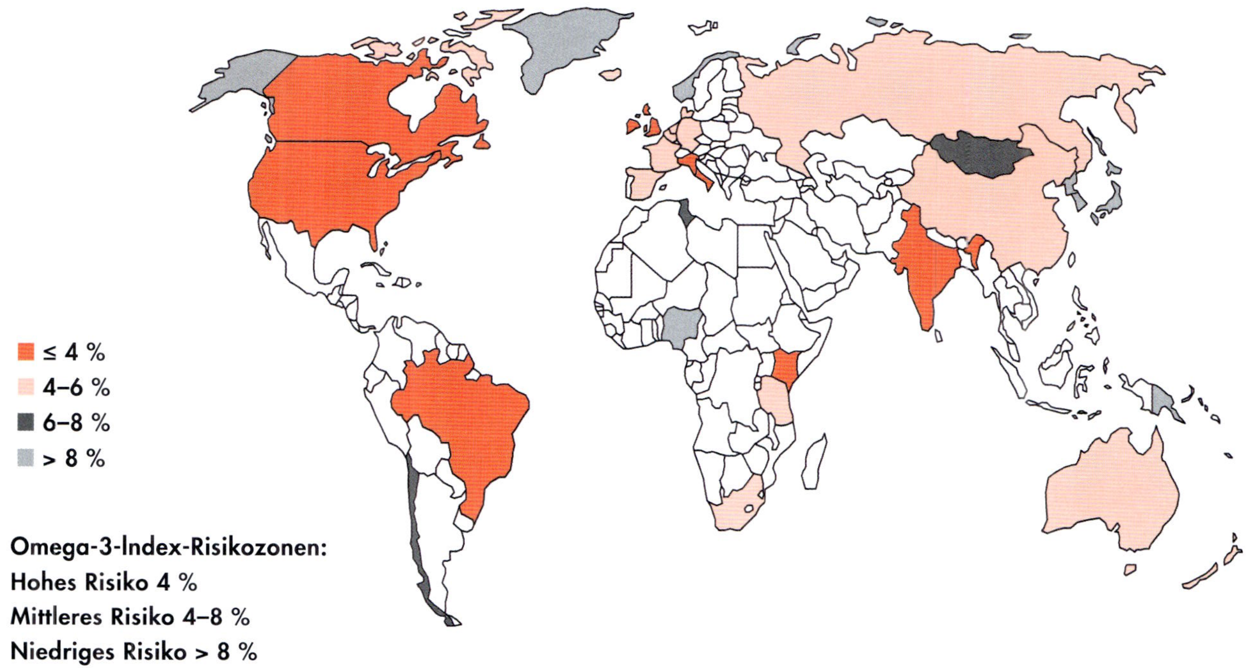

Abb. 1: Milliarden Menschen sind von einem Mangel an EPA und DHA betroffen

Zunahme an Zivilisationskrankheiten wie Aufmerksamkeitsdefizit-/Hyperaktivitätsstörung (ADHS), Demenz, Depressionen, Herz- und Krebserkrankungen sowie die nicht-alkoholische Fettlebererkrankung (NAFL) etc.

Die wichtigste Erkenntnis: Eine gesunde, an Omega-3-Fettsäuren reiche Ernährung (z. B. Algen- oder Fischöl, Seefisch) macht nicht nur unseren Geist glücklich, sondern schärft auch unseren Verstand in allen Lebenslagen. **Intelligenz kann man sozusagen essen!**

Hinweis: Zur besseren Lesbarkeit verwende ich in diesem Buch anstelle des Begriffs Omega-3-Fettsäuren die Abkürzung Ω-3-Fettsäuren bzw. Omega-3 sowie für die beiden Ω-3-Fettsäuren Eicosapentaensäure und Docosahexaensäure die Abkürzungen EPA und DHA. Welche wichtigen Funktionen diese essenziellen Fettsäuren, die man lange Zeit als »Vitamin F« bezeichnet hat, im Körper übernehmen und wie Sie grundsätzlich für Ihre Gesundheit und erst recht bei Krankheiten von EPA und DHA profitieren können, lesen Sie im Folgenden.

DER BESTE FREUND DES MENSCHEN

Ich bin als Kind in einer Jägerfamilie groß geworden. Mein Vater war Falkner und mein Onkel Jagdprüfer. Neben zahlreichen Greifvögeln (z. B. Wanderfalken, Steinadler) bin ich mit Jagdhunden aufgewachsen. Als stolzer Besitzer eines Bayerischen Gebirgsschweißhundes (BGS) achte ich vor allem auf eine qualitativ hochwertige Ernährung meines Hundes. Sokrates bekommt seit über zehn Jahren täglich 4 g EPA/DHA als Fisch- oder Algenöl ins Futter. Das macht sich vor allem in seiner Aufmerksamkeit und Leistungsfähigkeit bemerkbar, aber auch in der Darmgesundheit und in seinem glänzenden Fell. Was gut ist für den Hund, ist auch gut für Ihre Katze und Ihr Pferd, und natürlich auch für die Kinder sowie Oma und Opa!

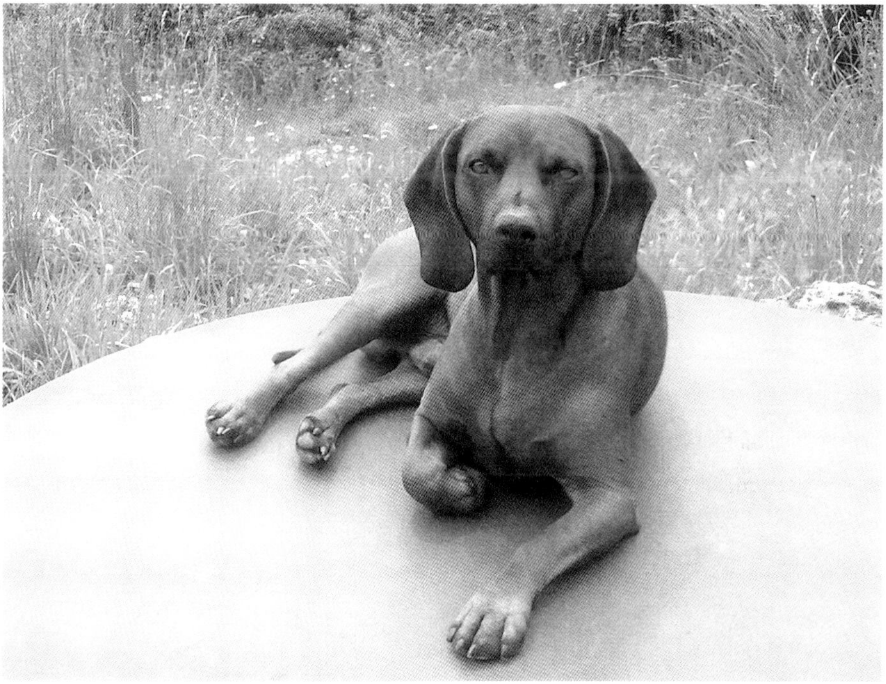

Omega-3: auch für Tiere essenziell

KAPITEL 1 | OMEGA-3 – DAS ÖL DES LEBENS

Seit den 1960er-Jahren ist bekannt, dass die Inuit (Eskimos) auf Grönland im Vergleich zu Westeuropäern und Amerikanern signifikant weniger stark von entzündlich geprägten und kardiovaskulären Erkrankungen betroffen sind, obwohl diese indigene Volksgruppe bekanntlich kaum Obst und Gemüse verzehrt. Durch Blutuntersuchungen konnte man zeigen, woran das liegt: Das Blut der Inuit ist durch ihren hohen Konsum von Seefisch reich an den Ω-3-Fettsäuren EPA und DHA. Diese verbessern die Fließeigenschaften des Blutes und können kleine Blutgefäße besser mit Sauerstoff versorgen.

In Tierstudien und Humanstudien konnte man nachweisen, dass der Konsum von an Ω-3-Fettsäuren reichem Seefisch- oder Algenöl innerhalb weniger Wochen das kardiovaskuläre Risiko signifikant reduziert. Dabei spielen vor allem die endothelprotektiven, antientzündlichen, antiarrhythmischen und blutfettsenkenden Eigenschaften von EPA und DHA eine zentrale Rolle. Diese kardiopulmonalen (das Herz und die Lunge betreffenden) Effekte können auch das Risiko des plötzlichen Herztodes senken.

An dieser Stelle sei eine Auswahl der komplexen gesundheitsprotektiven Wirkungen von Omega-3 kurz vorgestellt. Die wertvollen Ω-3-Fettsäuren EPA und DHA sind für die gesunde Entwicklung und Funktion jeder Körperzelle wichtig, sie helfen bei einer Vielzahl von Erkrankungen, können deren Therapie optimieren und die Lebensqualität verbessern.

EPA UND DHA – DIE POSITIVEN EFFEKTE

Die »guten« Fettsäuren stehen bereits seit Jahren im Fokus der wissenschaftlichen Forschung, sie werden auf alle möglichen Gesundheitsnutzen bzw. Heilwirkungen hin untersucht. Die Ergebnisse aktueller klinischer Studien sind eindrucksvoll, insbesondere auf folgenden Gebieten:

Anti-Aging

Subklinische Entzündungsprozesse und oxidativer Stress spielen bei der Pathogenese und Progression von Alterungsprozessen und zahlreichen altersbedingten Erkrankungen wie Demenz, Typ-2-Diabetes und Krebs eine tragende Rolle. Diese Prozesse werden gerne unter dem Begriff »Oxi-Inflammaging« zusammengefasst. Es verwundert daher nicht, dass die antientzündlichen, antioxidativen und antiseneszenten Eigenschaften von EPA und DHA einen dominierenden Stellenwert in der Prävention und Therapie entzündlich geprägter altersbedingter Erkrankungen innehaben. Bei einer guten diätetischen Versorgung mit EPA und DHA, die sich in einer Kontrolluntersuchung beim Hausarzt in einem guten Omega-3-Index (> 8 %) widerspiegelt, schreitet der altersbedingte Abbau des Gehirns und der Muskulatur langsamer voran. **Mit anderen Worten:** Mit einem höheren Omega-3-Index (> 8–11 %) altert man langsamer. EPA und DHA wirken den Prozessen des Oxi-Inflammagings, die wesentlich an der Alterung beteiligt sind, entgegen. Dabei spielen Veränderungen der Fettsäurenzusammensetzung zellulärer Membranen, die sich funktionell auswirken, die Genexpression von Signalmolekülen der Entzündung, Interaktionen mit Membran- und intrazellulären Rezeptoren sowie die Synthese einer Vielzahl biologisch aktiver Metabolite durch EPA und DHA eine Rolle.

Augenerkrankungen

EPA und DHA werden von den Phospholipiden der Zellmembranen des gesamten Körpers aufgenommen, insbesondere in die mitochondrienreichen Gewebe wie Retina, ZNS und Myokard. Für die Gesunderhaltung unserer Augen sind diese Fettsäuren besonders wichtig. DHA spielt beispielsweise für die Integrität der Fotorezeptoren der Retina eine bedeutende Rolle. Da EPA und DHA anti-inflammatorisch (antientzündlich) wirken und den Fettsäurengehalt von Sekreten der Tränendrüsen (Meibom-Drüsen) steigern, beugen sie der Blockierung der Meibom-Öffnungen vor und sind deshalb wesentlich in der Therapie des trockenen Auges. Auch wirken EPA und DHA der Verdunstung des Tränenfilms entgegen und steigern die Qualität des Tränenfilms. Ebenso haben sich EPA und DHA in der Prävention und Therapie der altersbedingten Makuladegeneration (siehe S. 83) bewährt.

Entzündungsprozesse

EPA und DHA wirken anti-inflammatorisch und werden dementsprechend bei entzündlich geprägten Erkrankungen wie Allergien, Asthma, Migräne, Multiple Sklerose oder Rheuma erfolgreich eingesetzt. Dabei ergänzen sich die beiden Fettsäuren in ihrer anti-inflammatorischen Wirkung: EPA scheint das Überschießen einer Entzündung abzubremsen, während DHA eine zentrale Rolle beim Ab- und Aufräumen von Entzündungsprozessen spielt.

Entzündungen auf leisen Sohlen – Silent Inflammation

Die langkettigen maritimen Ω-3-Fettsäuren EPA und DHA sind aufgrund ihrer antientzündlichen Wirkung von elementarer Bedeutung für unsere Gesundheit. EPA und DHA wirken vor allem stillen Entzündungen entgegen, die an der Entwicklung zahlreicher Zivilisationskrankheiten beteiligt sind. Eine stille Entzündung (Inflammation) verläuft in der Regel unbemerkt und macht sich nicht durch akute Beschwerden bemerkbar. Die Betroffenen fühlen sich meistens gesund und bringen kleinere Befindlichkeitsstörungen nicht unbedingt mit einer Erkrankung in Verbindung. Dieses Phänomen der versteckten Entzündung, die sich auf leisen Sohlen im Körper langsam ausbreitet, wird im englischen Sprachraum auch als Silent Inflammation bezeichnet.

Symptome, die mit einer derartigen stillen Entzündung in Zusammenhang stehen können, sind Abgeschlagenheit, Allergien, Gelenkbeschwerden, Konzentrationsstörungen, migräneartige Kopfschmerzen, Schlaflosigkeit, depressive Verstimmungen, Nahrungsmittelunverträglichkeiten, Ohrgeräusche, schlechte Regeneration, Schwindel, Sehstörungen oder auch geringe Stressresistenz.

Ein anschauliches Beispiel für eine chronisch-entzündlich geprägte Erkrankung auf leisen Sohlen ist der übergewichtige Typ-2-Diabetiker mit viel Bauchfett. Hierbei verhält sich das Fett in der Körpermitte wie ein hormonell aktives Organ und produziert eine Vielzahl von entzündungsfördernden Botenstoffen, wie den Tumornekrosefaktor alpha (TNF-α). Letzterer beeinträchtigt zunehmend das Ansprechen des Körpers auf das eigene Insulin, sodass die Insulinresistenz zunehmend zum treibenden Faktor für diabetische Folgerkrankungen (z. B. Fußamputation) wird. Anders ausgedrückt: Der Typ-2-Diabetiker schwimmt aufgrund der Insulinresistenz und der Hyperinsulinämie sozusagen in einem Meer aus Entzündung und Insulin. Der Diabetiker profitiert daher im Hinblick auf seine Stoffwechsellage neben einer kalorien- und kohlenhydratreduzierten Kost im besonderen Maße von der Supplementierung antioxidativ und antientzündlich wirkender Nährstoffe wie EPA/DHA, Vitamin D, Vitamin C, Selen und Zink.

Epigenetik

Die Bezeichnung »Epigenetik«, die sich aus den Begriffen *Genetik* (»Wissenschaft von der Erzeugung«) und *Epigenese* (»nachträgliche Entstehung«) zusammensetzt, beschreibt die Einflüsse von Umweltfaktoren auf die Entwicklung eines Organismus. Die Epigenetik gilt als das Bindeglied zwischen Umwelteinflüssen (inklusive Ernährung) und Genen, das heißt, sie bestimmt mit, unter welchen Umständen welches Gen angeschaltet und wann es wieder stumm geschaltet wird. Experten sprechen hier von Genregulation. Die Spuren, die Umweltfaktoren in unserem Erbgut hinterlassen – die sogenannte epigenetische Prägung –, wird sehr stark von der Versorgung mit EPA und DHA, aber auch von der mit Vitamin D beeinflusst.

Eine Unterversorgung in der Schwangerschaft mit EPA und DHA hat folglich nicht nur einen negativen Einfluss auf die mütterliche und die fetale Entwicklung, sondern – vor allem durch die fetale epigenetische Prägung (vorgeburtliche Prägung) – auf das Erkrankungsrisiko des Kindes in seinem gesamten weiteren Lebensverlauf. Deshalb sollten Frauen grundsätzlich bereits vor Schwangerschaftsbeginn und während ihrer Schwangerschaft und Stillzeit auf eine gute Versorgung mit EPA und DHA achten, die bei der Laboruntersuchung an einem gesunden Omega-3-Index von 8–11 % erkennbar wird.

Darmgesundheit

EPA und DHA fördern die Diversität der Darmflora und stärken damit die Darmgesundheit und unser Immunsystem. Bei entzündlichen Darmerkrankungen (z. B. Morbus Crohn) oder dem *Leaky-Gut*-Syndrom werden EPA und DHA seit Langem erfolgreich eingesetzt.

Morbus Crohn

Bei Morbus Crohn oder Colitis ulcerosa konnte als positiver Effekt gezeigt werden, dass EPA und DHA zu einer Verbesserung des klinischen Scores, der Darmhistologie und zur Verlängerung der Remissionsphase führen sowie den Einsatz von Kortikosteroiden verringern.

Gehirn/Zentralnervensystem

Die Gehirnfettsäuren EPA und DHA regulieren den Informationsaustausch und die Reizübertragung im Gehirn, wirken stimmungsaufhellend und harmonisierend auf den Nervenbotenstoffwechsel (z. B. Serotonin) und fördern die Hirnleistung. EPA und

DHA werden erfolgreich bei ADHS, Autismus, Depressionen, Demenz und zur Unterstützung der kognitiven Leistung (Gedächtnisleistung) im Alter eingesetzt (siehe Tab. 1).

TAB. 1: MANGEL AN GEHIRNFETTSÄUREN (EPA, DHA) UND NEURONALE PHÄNOMENE
Störungen des Neurotransmitterstoffwechsels (z. B. Mangel an Serotonin) im Gehirn
Beeinträchtigung des neuronalen Glukose- und Energiestoffwechsels
Begünstigung von neuronalen Entzündungsprozessen (»Neuroinflammation«) durch entzündungsfördernde Zytokine (z. B. TNF-α), die den Neurotransmitterstoffwechsel stören
Verminderte Bildung wichtiger Phospholipide – wie Phosphatidylserin –, welche für die Kommunikation und den Informationsaustausch zwischen Nervenzellen wichtig sind
Beeinträchtigung der zerebralen Durchblutung und der Sauerstoffversorgung
Erhöhte Anfälligkeit für neuropsychiatrische Erkrankungen wie Depressionen, Schizophrenie und ADHS

Depressionen und Omega-3

In unserem Körper werden EPA und DHA in hormonartige Botenstoffe umgewandelt, welche die Produktion und Verwertung von Neurotransmittern unterstützen, darunter vor allem der »Glücksbotenstoff« Serotonin. Dieser Neurotransmitter reguliert unsere Stimmungslage und die emotionale Stabilität, unseren Appetit und auch das Schlafverhalten. EPA und DHA schützen unsere Nerven vor der Schädigung durch Entzündungsprozesse und sorgen insgesamt für einen harmonischen Neurotransmitterhaushalt.

Auch die Sauerstoffversorgung und die mitochondriale Energieverwertung unserer Gehirnzellen werden durch EPA und DHA verbessert. Depressionen werden zunehmend zu den sogenannten neuroinflammatorischen Krankheiten gezählt, das heißt Erkrankungen, bei denen auch die Nervenfunktion durch entzündliche Prozesse gestört wird. Die anti-inflammatorisch wirkenden Gehirnfettsäuren DHA und EPA haben großen Einfluss auf den Nervenbotenstoffwechsel und die emotionale Ausgeglichenheit. In verschiedenen Studien an Patienten mit Depressionen konnten die depressiven Symptome durch die regelmäßige Einnahme von EPA und DHA (z. B. 2,5 g pro Tag, p. o.) signifikant verbessert werden. Es ist davon auszugehen, dass EPA und DHA auch die Pharmakotherapie mit Antidepressiva optimieren (→ bessere Wirkung, geringere Nebenwirkungen).

WICHTIG: Bis zu 70 % aller Frauen berichten während ihrer Schwangerschaft von Gemütsschwankungen. Bei 10–18 % der Frauen tritt eine manifeste Schwangerschaftsdepression auf. Die Supplementierung von EPA und DHA in der Schwangerschaft fördert nicht nur die gesunde Entwicklung des Kindes im Mutterleib. Zum amderen reduzieren diese Gehirnfettsäuren auch das Risiko der Frau für maternale und postpartale Depressionen.

Haut/Schleimhäute

EPA und DHA stärken die Schutzbarrieren der Haut und Schleimhäute. Bei entzündlich geprägten Hauterkrankungen wie Neurodermitis oder Psoriasis sind EPA und DHA vor allem hilfreich. Auch die Integrität der Darmschleimhaut wird durch EPA und DHA verbessert und die Permeabilität (Durchlässigkeit) der Darmschleimhaut gesenkt.

Herz-Kreislauf-System

EPA und DHA stabilisieren die Herzkraft, den Herzrhythmus, senken erhöhte Blutdruck- und Blutfettwerte (z. B. Triglyceride), unterstützen die Entgiftung des Gefäßgiftes Homocystein, verbessern die Fließeigenschaften des Blutes und die Sauerstoffversorgung der kleinen Gefäße, beugen der »Geldrollenbildung« (Thrombozytenaggregation) und der Entwicklung von Herzkrankheiten vor, wie Herzinfarkt, plötzlicher Herztod oder Schlaganfall.

Die Leitlinien der Europäischen und US-amerikanischen kardiologischen Gesellschaften empfehlen daher EPA und DHA bei und zu der Prävention von Herz-Kreislauf-Erkrankungen, zur Behandlung nach klinischen Ereignissen wie einem Herzinfarkt und zur Therapie der Herzinsuffizienz mit eingeschränkter Pumpleistung des Herzens, was leider von vielen deutschen Kardiologen noch nicht umgesetzt wird.

Knochen/Gelenke

Auch die Knochen- und die Gelenkgesundheit werden durch EPA und DHA unterstützt. Die beiden Ω-3-Fettsäuren erhöhen die Knochendichte, vermindern das Risiko für Osteoporose und schützen vor osteoporosebedingten Knochenbrüchen im Alter. Auch der Gelenkstoffwechsel wird durch EPA und DHA verbessert, die Schmerzbelastung bei Arthrose verringert, ebenso der Bedarf an Schmerzmitteln.

Krebserkrankungen

Das Risiko, an Brust- oder Darmkrebs zu erkranken, wird durch eine gute diätetische Versorgung mit EPA und DHA sowie von Vitamin D reduziert. Darüber hinaus unterstützen EPA und DHA die Wirksamkeit der Krebstherapie, verringern deren Nebenwirkungen (z. B. Fatigue) und verbessern die Lebensqualität der Patienten.

Leistungssport

Für die kardiopulmonale (das Herz und die Lunge betreffende) Leistungsfähigkeit von Breitensportlern und Athleten ist eine gute Versorgung mit EPA und DHA ganz wichtig. Erste Daten weisen darauf hin, dass Athleten häufig einen niedrigen Omega-3-Index haben. Die physische und psychische Leistungsfähigkeit korreliert mit dem Omega-3-Index, was durch eine Verbesserung der mitochondrialen Atmungskette durch EPA und DHA bedingt ist.

Zellgesundheit

Die Entwicklung und reibungslose Funktion der Zellen des Endothels (Auskleidung der Blutgefäße), des Gehirns, des Nervensystems, der Netzhaut sowie die Zellmembranen der Mitochondrien (»Energiekraftwerke der Zellen«) benötigen EPA und DHA (siehe Abb. 2).

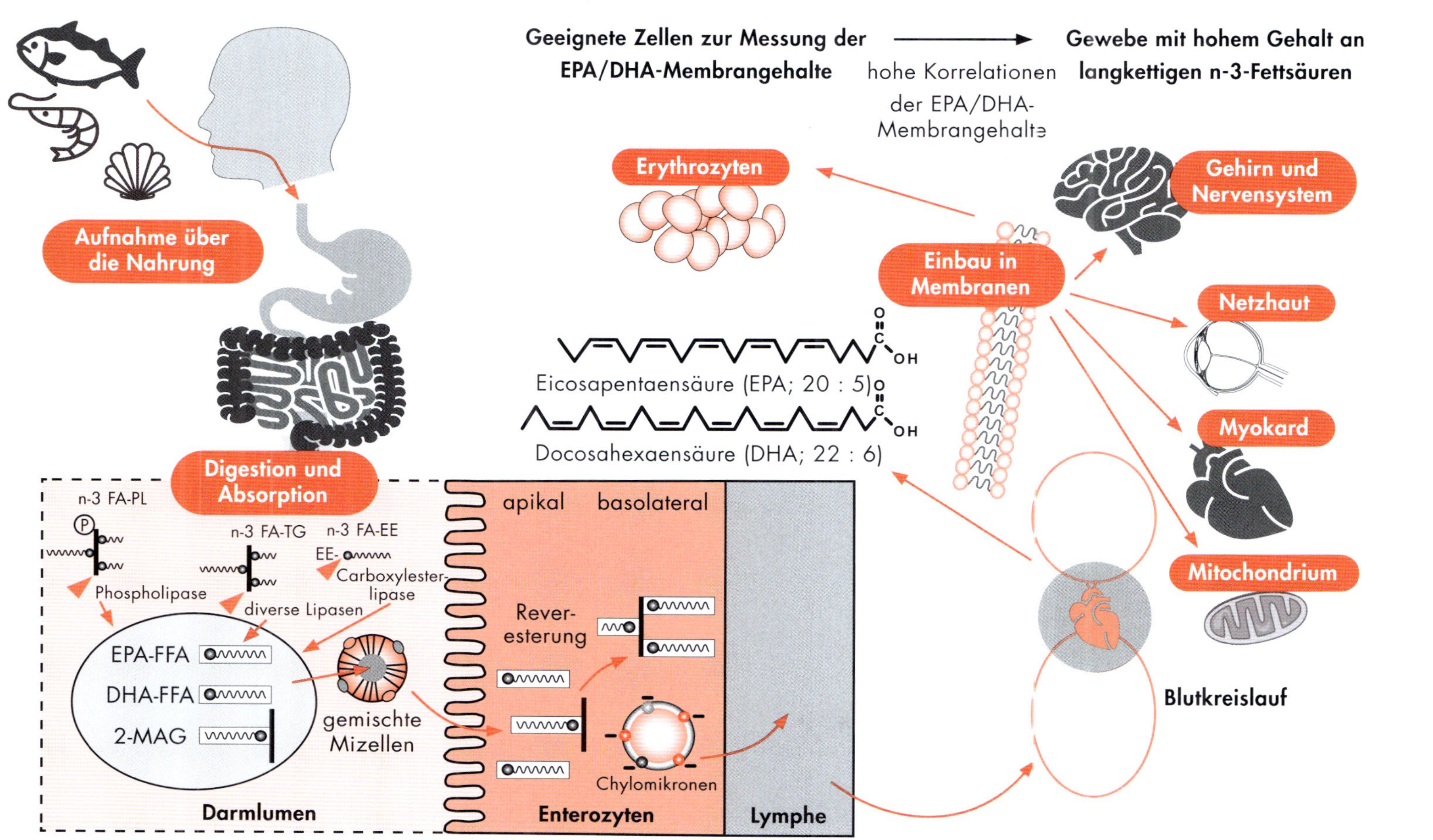

Abb. 2: Zellgesundheit und Omega-3 (nach von Schacky)

KAPITEL 2 | EPA/DHA: MOTOREN DER EVOLUTION

Wer nicht in der Lage ist, rational zurückzuschauen, wird seine Zukunft nicht erfolgreich und nachhaltig gestalten. Ungefähr so hatte es vor über 80 Jahren Winston Churchill, der bedeutendste britische Staatsmann des 20. Jahrhunderts, formuliert. Das gilt insbesondere unter quantitativen und qualitativen Aspekten für die Zusammensetzung unserer Ernährung und ihre Folgen zum einen für das Klima und zum anderen für die Prävention und Therapie von Zivilisationskrankheiten.

Die Ernährung und die mit ihr zugeführten essenziellen Nahrungsinhaltsstoffe (z. B. Fettsäuren, Vitamine, Mineralstoffe) waren stets Antriebskräfte der Evolution. Inwieweit unsere gegenwärtige Ernährung tatsächlich noch gesund und eine tragende Säule der Prävention ist, lässt sich anhand zweier Kriterien bewerten: quantitativ unter dem Blickwinkel der Energiezufuhr und qualitativ bezüglich ihrer Inhaltsstoffe, vor allem der essenziellen langkettigen mehrfach ungesättigten Fettsäuren (z. B. DHA), Vitaminen (z. B. Vitamin A, D, B_9), Mineralstoffe (z. B. Jod, Eisen, Zink) und Aminosäuren (z. B. Taurin) (siehe Abb. 3).

Nach aktuellen Untersuchungen entspricht die Menge der Aufnahme dieser essenziellen Nahrungsinhaltsstoffe bei Weitem nicht mehr derjenigen, an die sich unsere physiologischen Funktionen im Laufe der Evolution angepasst haben. In unseren Fleischfabriken werden pro Jahr über 3 Millionen Rinder und über 54 Millionen Schweine geschlachtet. Das magere Fleisch von Wildtieren enthielt im Vergleich zu dem unserer Schweine und Rinder aus der heutigen Massentierhaltung bedeutend weniger den Stoffwechsel belastendes Fett (2–4 %), keine chemischen Zusätze oder Arznei-

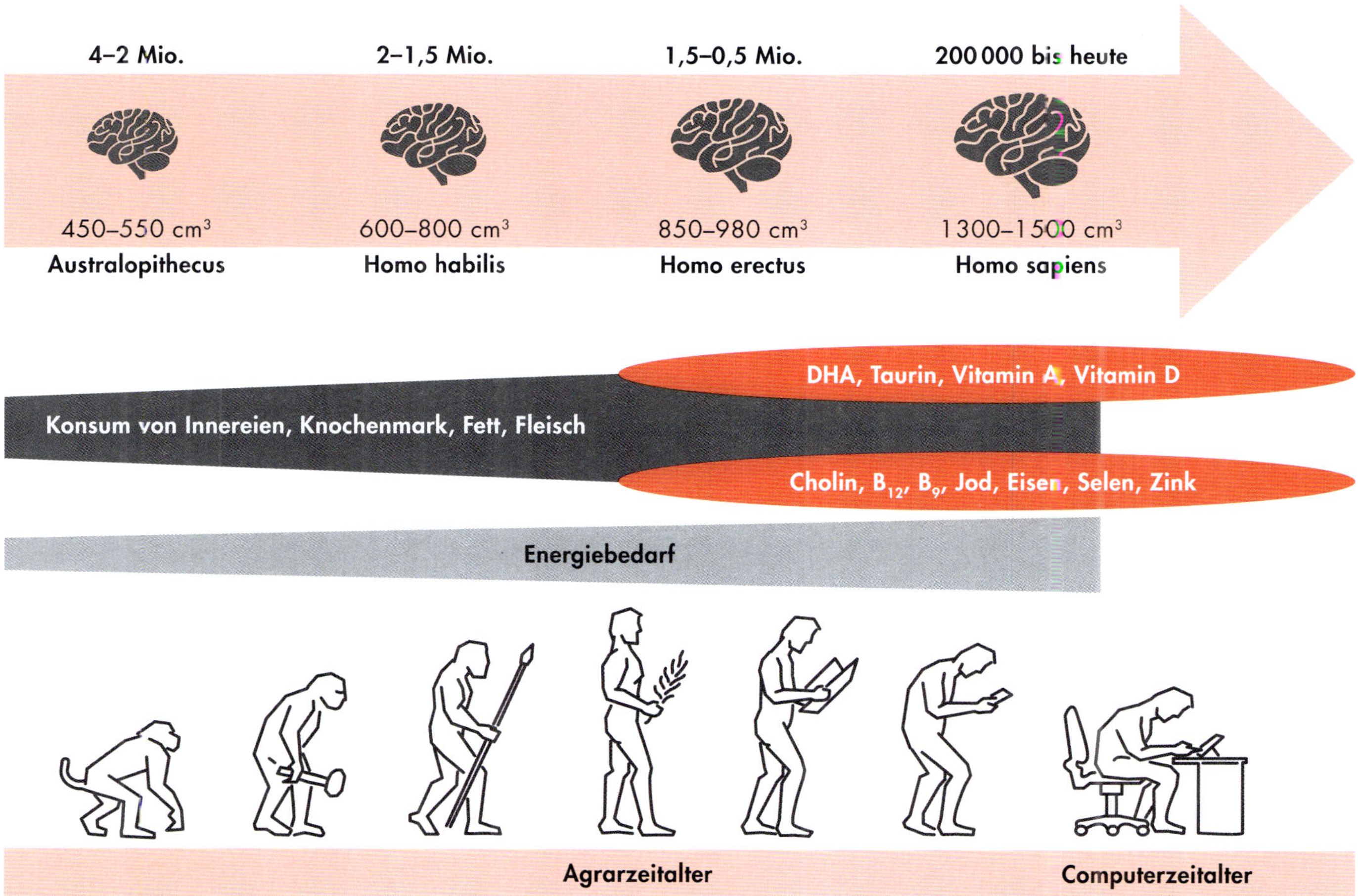

Abb. 3: Omega-3-Fettsäuren als Motoren der Evolution

mittel und unterschied sich auch qualitativ im Fettsäuremuster. Da wild lebende Tiere sich von Moosen und Farnen ernähren, ist ihr Muskelfleisch relativ reich an gesunden mehrfach ungesättigten Fettsäuren, vor allem an langkettigen Ω-3-Fettsäuren. Fleisch aus der Massentierhaltung dagegen besteht zu 20–30 % aus gesättigten Fettsäuren infolge der Fütterung mit Getreideprodukten.

VON DER STEINZEIT BIS HEUTE

Die gesundheitlich bedenklichen Transfettsäuren nahm unser »Stoffwechsel-Vorläufer«, der *Homo praeventicus,* nicht auf. Oder haben Sie mal einen Neandertaler in der Pommesbude getroffen?

*Trans*fettsäuren entstehen beim Härten (z. B. bei der Margarineherstellung) oder beim Erhitzen von Fett (z. B. Pommes frites). Diese in ihrem Strukturaufbau starren Fettsäuren stören den Stoffwechsel der langkettigen Ω-3-Fettsäuren EPA und DHA und begünstigen die Entstehung von Zivilisationskrankheiten wie Herzinfarkt und Krebs. Die genetische Ausstattung und damit auch der Stoffwechsel des Homo sapiens haben sich aber in den letzten 40 000 Jahren so gut wie nicht verändert. Genetisch und physiologisch unterscheidet sich der Mensch des 21. Jahrhunderts also praktisch nicht von den Jägern und Sammlern der Steinzeit. Hinzu kommt, dass wir heute mit unserer typischen Zivilisationskost (z. B. Huhn, Rind, Schwein, Soja, Distel-, Sonnenblumenöl) zu viele entzündungsfördernde Ω-6-Fettsäuren wie Arachidonsäure aufnehmen. Das führt zu einem starken Ungleichgewicht zwischen Ω-6- und Ω-3-Fettsäuren. Während wir in der Steinzeit ein ausgewogenes und gesundes Verhältnis der Omega-6 zu den Omega-3-Fettsäuren von etwa 4 : 1 bis 1 : 1 hatten, führt der hohe Verzehr von Fertigprodukten heutzutage zu einer Dominanz der Ω-6-Fettsäuren und zu einer gefährlichen Verschiebung des Fettsäurequotienten in Richtung 15 : 1, zum Teil sogar 50 : 1! In den Gesellschaften der Jäger und Sammler waren durch Übergewicht bedingte Volks-

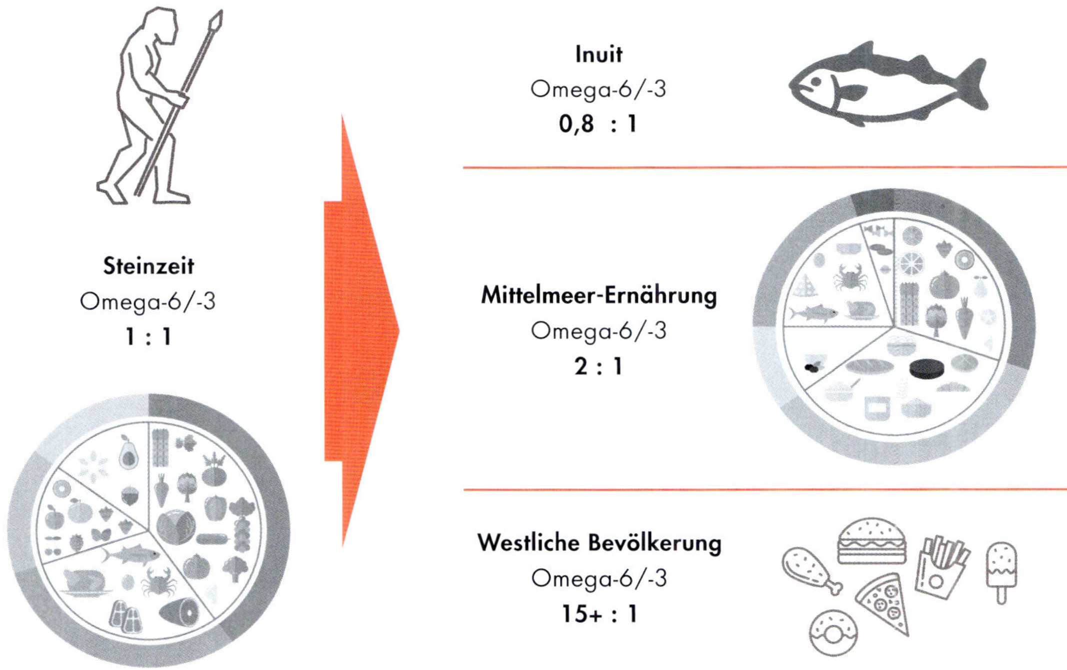

Abb. 4: Das Verhältnis von Omega-6- zu Omega-3-Fettsäuren in unserer Nahrung im Laufe der Zeit

krankheiten (z. B. Diabetes, Fettleber) unbekannt. Das wird auf verschiedene Ursachen zurückgeführt: Der Steinzeitmensch war körperlich hochaktiv und »tunte« seinen Stoffwechsel mit einer nährstoffreichen Fitnesskost: Sie enthielt einerseits reichlich langkettige Ω-3-Fettsäuren und hochwertiges Protein (z. B. Algen, Seefisch, Insekten) für ein starkes Immunsystem und eine kräftige Muskulatur; andererseits lieferte sie wenig gesättigte Fette, aber viele Ballaststoffe für einen ausgeglichenen Zucker- und Insulinhaushalt (z. B. in Blättern, Knollen, Wurzeln). Die Steinzeitmenschen waren deshalb optimal mit bioaktiven Nahrungsinhaltsstoffen versorgt (siehe Abb. 4, S. 25).

Verglichen mit unserer »schlappen« Industriekost enthielt die Steinzeiternährung mindestens doppelt so viele Mineralstoffe (z. B. Kalium, Zink), dreimal so viel Vitamine (z. B. Folsäure, Vitamin A) und mit 4–6 g EPA und DHA täglich zehnmal so viel der langkettigen Ω-3-Fettsäuren. Diese hohe tägliche Aufnahme von Ω-3-Fettsäuren dürften wir heute noch bei ursprünglich lebenden indigenen Volksstämmen der Inuit finden. Da unsere Vorfahren den ganzen Tag unter freiem Himmel verbrachten, erhielten sie zudem auf natürliche Art und Weise mit 4 000 I. E. Vitamin D 20-mal mehr als der heutige *Homo digitalis*. Der Steinzeitmensch war dementsprechend viel leistungsfähiger, sein Immunsystem war schlagkräftiger und seine Nerven wachsamer und stressresistenter als die der heutigen Stubenhocker mit nährstoffarmer Industriekost und Smartphone (siehe Tab. 2, S. 28).

Das Gehirn des heutigen *Homo sapiens* (Gehirnvolumen: ~ 1300–1500 cm^3) unterscheidet sich in zwei wesentlichen Merkmalen von dem seiner Urahnen: Es ist dreimal so groß wie das eines Schimpansen, und es entwickelt sich nach der Geburt deutlich langsamer. Im Vergleich zu Menschenaffen nimmt das Gehirn des Menschen im Laufe der Kindesentwicklung deutlich schneller an Volumen zu und wächst über einen etwas längeren Zeitraum. Denn menschliche Gehirne zeichnen sich durch eine besonders hohe Plastizität aus und reifen langsamer heran als etwa die von Schimpansen.

Als sich die Evolution des Menschen von der des Menschenaffen trennte, spielte der Einfluss der Ernährung eine zentrale Rolle. Früchte bilden bei Schimpansen den Hauptbestandteil ihrer Nahrung, während Gorillas sich vor allem von Blättern ernähren. Der Verzehr von Fleisch wird bei Menschenaffen eher selten beobachtet, gelegentlich nehmen sie Insekten und andere Kleintiere zu sich. In sehr seltenen Fallen lässt sich bei Schimpansen auch die Jagd auf kleinere Wirbeltiere beobachten. Der frühe menschliche Vorgänger *Australopithecus afarensis* begab sich vor etwa 3,6 Millionen Jahren im aufrechten Gang in die Savanne, womit er einen wichtigen Schritt zur Entwicklung des modernen Menschen bzw. *Homo sapiens* getan hat. Bei ihm standen nun – neben pflanzlicher Kost – regelmäßig Aas und kleinere Wirbeltiere auf dem Speisezettel. Sein Gehirnvolumen war mit ungefähr 450 cm^3 etwas größer als das der heute lebenden Menschenaffen (Gehirnvolumen: ~ 400 cm^3). Bei den Nachfolgern des Australopithecus, dem *Homo habilis* (Gehirnvolumen: ~ 600–800 cm^3) und dem *Homo erectus* (Gehirnvolumen: ~ 850–980 cm^3),dürfte dann ein deutlich höherer Verzehr von tierischem Protein und langkettigen Omega-3-Fettsäuren wie *Docosahexaensäure* (DHA) maßgeblich zur Steigerung der neuronalen Entwicklung und zur Zunahme der Gehirngröße beigetragen haben (siehe auch Abb. 3, S. 23).

Der *Homo erectus* lebte vor allem am Seeufer des ostafrikanischen Grabenbruchs und hatte auf seinem Speiseplan Nahrungsquellen, die reich an Docosahexaensäure (DHA) waren, darunter vor allem verschiedene Fischarten, Krebse, Muscheln sowie Hirn und Muskelgewebe von Antilopen, Hirschen und Elchen. Beispielsweise wird der Gehalt an DHA von heute lebenden afrikanischen Weiderindern mit bis zu 790 mg/100 g angegeben. Aber auch der Verzehr von Insekten kann zur Versorgung mit essenziellen Fettsäuren beitragen. Ohne die vor 2 Millionen Jahren eingetretene Veränderung in der Nahrung dieser Hominine wäre eine derartige Hirnvergrößerung nicht möglich gewesen. Der heute lebende *Homo sapiens* hat ein Gehirnvolumen von 1300–1500 cm^3.

Damit hat die diätetische Verfügbarkeit langkettiger Ω-3-Fettsäuren wahrscheinlich die Evolution des Menschen und die Entwicklung des Gehirns entscheidend geprägt: Je reicher der Speiseplan unserer Vorfahren an Ω-3-Fettsäuren war, desto größer wurde mit der Zeit das menschliche Gehirn und umso mehr wuchsen die kognitiven Fähigkeiten. Einige Paläontologen sind sogar davon überzeugt, dass diese Nahrungsquelle den Startschuss für die Entwicklung des modernen Menschen gegeben hat. Der aus dem *Homo erectus* hervorgegangene *Homo sapiens* konnte daher bei seiner Einwanderung nach Europa andere Hominine wie den Neandertaler verdrängen. Bekanntlich sind die Inuit (Eskimos) auf Grönland im Vergleich zu Westeuropäern aufgrund ihres hohen Konsums von Ω-3-Fettsäuren weniger stark von entzündlich geprägten und kardiovaskulären (Herz und Gefäße betreffenden) Zivilisationskrankheiten (siehe auch Abb. 4, S. 25) betroffen.

TAB. 2: STEINZEITGENETIK TRIFFT INDUSTRIEKOST

	Der Steinzeitmensch *»Homo praeventicus«*: Metabolic Tuning mit Mikronährstoffen	Der moderne Mensch *»Homo digitalis«*: Mikronährstoffmangel in Überflussgesellschaften
1. Makronährstoffe: Energielieferanten (En %: Prozent der zugeführten Kalorien/Tag)		
Protein (En %)	25–30	10–35
Fett (En %)	30–40	30
PUFA g/Tag	30–40	5–15
Kohlenhydrate (En %)	35–40	45–65
2. Essenzielle Nahrungsinhaltsstoffe: Stoffwechselregulatoren (Auswahl)		
2.1 Langkettige Omega-3-Fettsäuren (EPA, DHA)		
EPA/DHA g/Tag	4–6	< 0,5
P:S-Verhältnis (mehrfach ungesättigte zu gesättigten Fettsäuren)	1,4	0,4

Verhältnis von Ω-6- zu Ω-3-Fettsäuren	4 : 1–1 : 1	≤ 50 : 1 (extrem hoch)
2.2 Mikronährstoffe		
Vitamine	mg/Tag	mg/Tag
Vitamin C (Ascorbinsäure)	500	75–90
Vitamin B_1 (Thiamin)	4	1,5
Vitamin B_2 (Riboflavin)	6,5	1,5
Folsäure	0,36	0,17
Vitamin A (Retinol)	2,9	1,2
Vitamin D (IE/Tag)	4 000 (Sonnenlicht)	10–150
Carotinoide	5,6	2
Vitamin E (Tocopherole)	33	8
Mineralstoffe	mg/Tag	mg/Tag
Kalzium	1 000–1 500	750–800
Kalium	7 000–10 500	< 2 500
Natrium	< 1 000	1 500–4 000
Zink	30–45	10
Eisen	40–60	10–15
Säure-Basen-Haushalt	Basisch (→ Basenbildendes Gemüse und Obst)	Säurelast (→ Säurebildende Getreideprodukte)
Antioxidative Kapazität	hoch	gering
Blutdruck (mm/Hg)	70/110	≥ 90/140

KAPITEL 3 | WAS SIND EIGENTLICH FETTE UND FETTSÄUREN?

Dazu müssen wir einen kurzen, aber für das weitere Verständnis umso wichtigeren Ausflug in die Welt der Biochemie unternehmen. Keine Angst, es wird gar nicht so schwer! Fettsäuren sind die Hauptbestandteile der in Lebensmitteln und im Körper vorkommenden Fette, auch Lipide genannt. Diese Fette erfüllen in allen Zellen und Organen eine Vielzahl lebenswichtiger Funktionen. Zum einen ist Fett der wichtigste Energielieferant mit dem höchsten Brennwert in unserer Nahrung, zum anderen bilden Fette die Quelle für essenzielle Fettsäuren und Phospholipide. Diese sind wichtige Baustoffe aller Zellmembranen und Zellorganellen. Hormonartige Botenstoffe, die aus langkettigen maritimen und mehrfach ungesättigten Ω-3-Fettsäuren und Ω-6-Fettsäuren gebildet werden, die sogenannten Eicosanoide, übernehmen lebenswichtige Funktionen vor allem bei der Regulierung unseres Gefäß-, Hirn- und Immunstoffwechsels.

In lebenden Organismen werden Fette hauptsächlich als Strukturkomponente der Zellmembranen, als Energiespeicher oder als Signalmoleküle benötigt. Die Qualität eines Fetts oder Öls hängt von seinem Gehalt an unterschiedlichen Fettsäuren ab. Diese natürlichen Bestandteile aller Fette und Öle lassen sich aufgrund ihrer Zusammensetzung unterteilen in:

- gesättigte Fettsäuren (z. B. Palmitinsäure in Butter, Palmkern- und Kokosfett),
- einfach ungesättigte Fettsäuren (z. B. Ölsäure in Olivenöl und Rapsöl),
- mehrfach ungesättigte Fettsäuren (z. B. Ω-3-Fettsäuren in Lachs- oder Algenöl).

Im Körper kommen Fettsäuren beispielsweise in Phospholipiden (Bestandteile aller biologischen Membranen, z. B. Phosphatidylcholin) und in den sogenannten Sphingolipiden (z. B. Sphingomyeline der Nervenscheiden) vor. Langkettige mehrfach ungesättigte Fettsäuren wie die Ω-3-Fettsäuren können von unserem Körper nicht selber gebildet werden. Zu ihrer Neusynthese sind neben Fettsäuren mit mehr als 20 Kohlenstoff-(C-)Atomen spezielle Enzyme, die sogenannten Methylende-Desaturasen, notwendig. Diese Enzyme finden sich allerdings nur bei fotosynthetisch aktiven Bakterien, heterotrophen Urwesen, Salz- und Süßwasseralgen. Dagegen bilden Pflanzen nur Fettsäuren bis zu einer Kettenlänge von 18 Kohlenstoff-(C-)Atomen. Die bekanntesten Vertreter der Ω-3-Fettsäuren sind Eicosapentaensäure (EPA, C20), Docosahexaensäure (DHA, C22) sowie die α-Linolensäure (ALA, C18). Die Bezeichnung »Omega-3« bzw. »Ω-3« bezieht sich auf die Position der letzten Kohlenstoffdoppelbindung am dritten C-Atom vor dem letzten (Omega- bzw. Ω-)Kohlenstoff-(C-)Atom. Das Ω-Kohlenstoff-(C-)Atom ist am weitesten von der für eine Säure typischen Carboxy-Gruppe (-COOH) entfernt (siehe Abb. 5, S. 33).

FETT IST NICHT GLEICH FETT: DIE DOPPELBINDUNG IST ENTSCHEIDEND!

Fette, im Fachjargon auch *Lipide,* bestehen aus Fettsäuren. Der Aufbau eines Fettmoleküls ist relativ einfach: Dabei sind drei (Tri-)Fettsäuren mit dem dreiwertigen Alkohol Glycerol (-glycerid) zu einem Triglycerid (= Fett) verbunden. Fettsäuren bestehen aus Kohlenwasserstoff-Ketten ($-{}_2HC{-}CH_2{-}CH_2-$ bzw. vereinfacht dargestellt: ∧) mit einem Methyl-Ende ($-CH_3$) und auf der gegenüberliegenden Seite einer Carboxy-Gruppe (-COOH). Der Chemiker benutzt für Kohlenstoff die Abkürzung C und für Wasserstoff H. Dabei gibt die tiefgestellte Zahl am Wasserstoff-Atom H_n die Anzahl n der H-Atome an, die mit dem C-Atom verknüpft sind. CH_2 bedeutet also, dass zwei H-Atome mit einem C-Atom verbunden sind.

Diese Kohlenwasserstoff-Kette (CH-Kette) ist in der Regel linear angeordnet. Wenn in der CH-Kette eine Doppelbindung (-HC=CH- bzw. vereinfacht: ) vorkommt, spricht man von einer *einfach* ungesättigten Fettsäure. Liegen dagegen mehrere Doppelbindungen (z. B. zwei Doppelbindungen: -HC=CH-HC=CH- bzw. vereinfacht dargestellt: 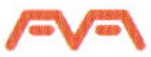) vor, handelt es sich um eine *mehrfach* ungesättigte Fettsäure.

Kleine Unterschiede in der Chemie bewirken große Unterschiede in der biologischen Wirkung. Die Position der ersten Doppelbindung bestimmt bei den Fettsäuren, ob es sich um eine Ω-3- oder eine Ω-6-Fettsäure handelt. Bei Ω-3-Fettsäuren sitzt die erste Doppelbindung am dritten, bei Ω-6-Fettsäuren am sechsten C-Atom (siehe Abb. 5, S. 33). Beispiele: Zählt man bei der Arachidonsäure (ARA) von links nach rechts bis zur ersten Doppelbindung, also vom Methyl-Ende in Richtung Carboxy-Gruppe, landet man an der Position 6 und bezeichnet diesen Fettsäure-Typ folglich als Ω-6-Fettsäure. Demgegenüber landet man im Falle der Docosahexaensäure (DHA) an der Position 3. DHA gehört deshalb, wie auch die Eicosapentaensäure (EPA), zu den langkettigen mehrfach ungesättigten Ω-3-Fettsäuren. Darüber hinaus liegen bei den ungesättigten Fettsäuren die Doppelbindungen fast ausnahmslos in der cis-Konfiguration vor.

Die langkettigen mehrfach ungesättigten Ω-3-Fettsäuren EPA und DHA kommen vor allem in Kaltwasser-Meeresfischen (z. B. Hering, Makrele) und in Algen vor, sie sind also maritimen Ursprungs. Diese beiden Fettsäuren sind die Protagonisten dieses Ratgebers und unter den essenziellen Nahrungsinhaltsstoffen bzw. Vitalstoffen die absoluten Stars. **EPA und DHA machen Ω-3-Fettsäure-haltiges Öl für Ihre Gesundheit so besonders wertvoll!**

Alpha-Linolensäure (ALA)
(C18:3, Ω-3)

Eicosapentaensäure (EPA)
(C20:5, Ω-3)

Docosahexaensäure (DHA)
(C22:6, Ω-3)

Linolsäure (LA)
(C18:2, Ω-6)

Arachidonsäure (ARA)
(C20:4, Ω-6)

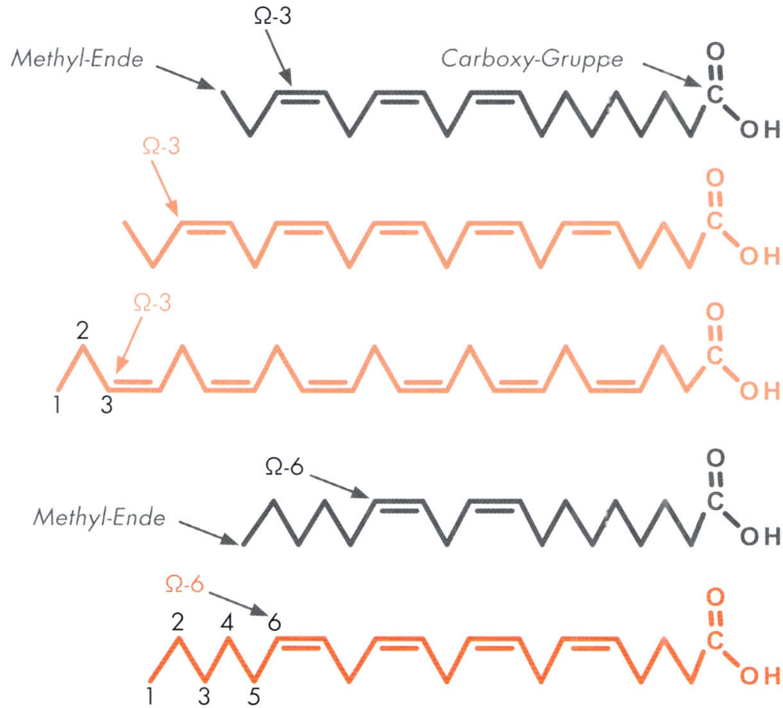

Abb. 5: Die Struktur der langkettigen Omega-3- und Omega-6-Fettsäuren

Ω-6-Fettsäuren

Das Fettsäuremuster unserer Ernährung, insbesondere das Verhältnis von Ω-6- zu Ω-3-Fettsäuren, spielt eine entscheidende Rolle bei Entzündungen. Die wichtigsten Ω-6-Fettsäuren sind die Linolsäure (LA), Gamma-(γ-)Linolensäure (GLA) und die Arachidonsäure (ARA). Ω-6-Fettsäuren sind vor allem in pflanzlichen Ölen enthalten. Linolsäure, die Ausgangsfettsäure der Ω-6-Fettsäuren, kommt reichlich in Sonnenblumenöl, Sojaöl und Pflanzenmargarine vor. γ-Linolensäure ist vor allem im Samenöl der Nachtkerze und des Borretschs enthalten. Diese essenzielle Fettsäure wandelt der Körper in hormonähnliche Stoffe um, die sogenannten Prostaglandine. Die Prostaglandine der Serie 1, gebildet aus der γ-Linolensäure (GLA), wirken entzündungshemmend und schützen die Membranen der Nervenzellen. GLA wird deshalb zur Behandlung von Neurodermitis, diabetischer Neuropathie, bei Menstruationsbeschwerden und Migräne eingesetzt.

Entzündungszellen beinhalten einen großen Anteil der Ω-6-Fettsäure Arachidonsäure (ARA). Aus der in tierischen Fetten vorkommenden Arachidonsäure werden im Körper hormonartige Entzündungsvermittler (Eicosanoide der Serie 2 und 4, z. B. Leukotrien B4) gebildet (siehe Abb. 6). Diese sind an vielen entzündlichen Erkrankungen wie Rheuma, Asthma, Morbus Crohn und der Multiplen Sklerose beteiligt. Je mehr Arachidonsäure (ARA) unser Körper mit der Nahrung aufnimmt, desto mehr dieser entzündungsfördernden Botenstoffe werden gebildet. Seit 1998 ist übrigens der Leukotrien-B4-Antagonist Montelukast zur oralen Therapie von Asthma bronchiale auf dem Markt. Leukotrien B4 ist ein auf die Bronchien stark verengend wirkender Entzündungsvermittler. Um entzündlichen Prozessen bei Erkrankungen wie Asthma oder Rheuma entgegenzuwirken, sollte darauf geachtet werden, dass mit der Nahrung weniger als 50 mg Arachidonsäure (ARA) am Tag aufgenommen werden. Generell ist es empfehlenswert, bei entzündlichen Erkrankungen auf arachidonsäurereiche Nahrungsmittel wie Fleisch oder Wurstwaren zu verzichten.

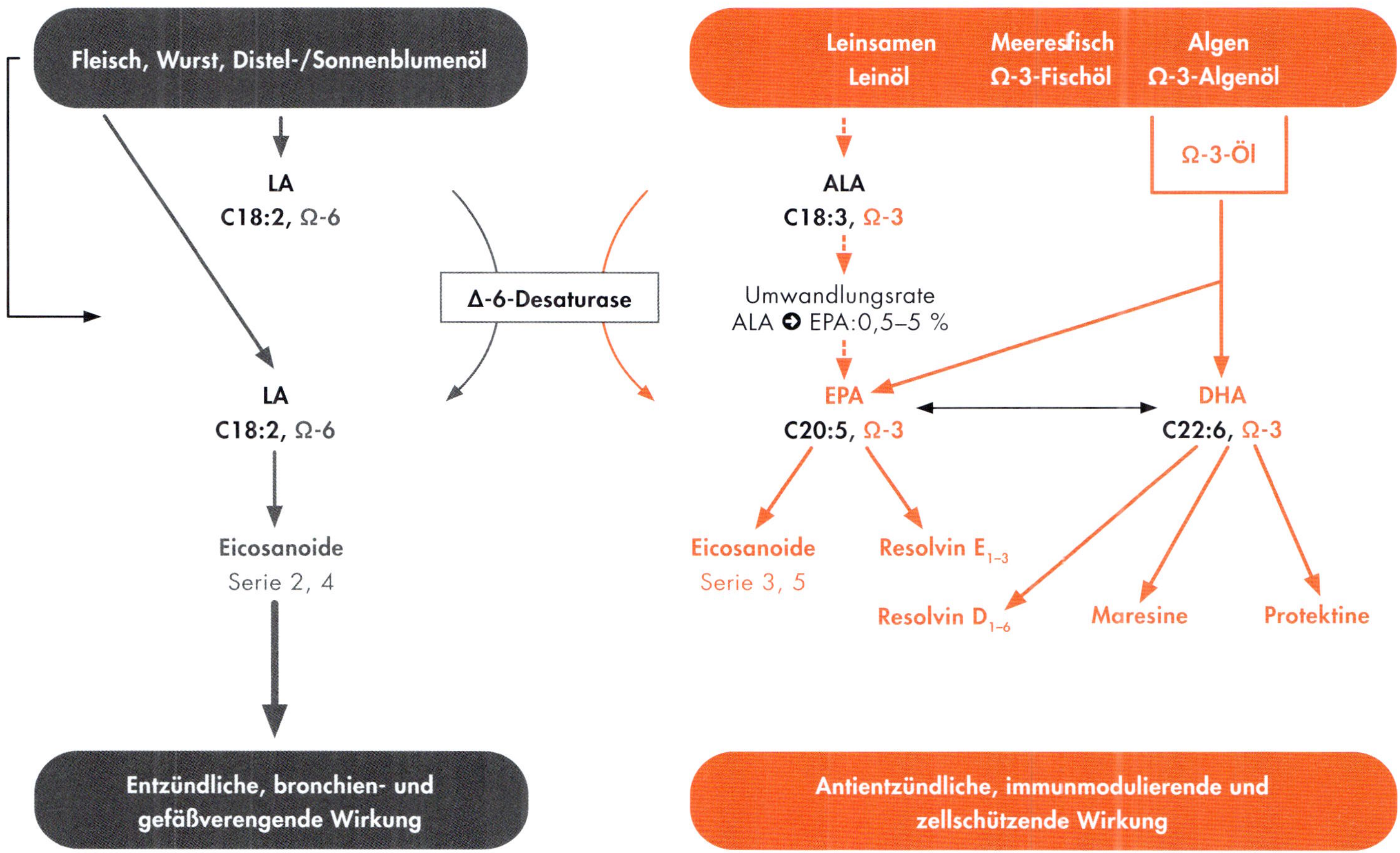

Abb. 6: Stoffwechsel der Omega-6- und Omega-3-Fettsäuren

Ω-3-Fettsäuren

Ω-3-Fettsäuren sind für den Menschen lebensnotwendig, unter anderem dazu, um die Fluidität und Integrität der Lipiddoppelschicht aller Zellmembranen im Körper aufrechtzuerhalten. Auch die Aktivität und Funktion unserer Zell-Energiekraftwerke, der sogenannten Mitochondrien, werden dabei unterstützt. EPA und DHA werden dementsprechend von den Phospholipiden der Zellmembranen im gesamten Körper aufgenommen, vor allem in Erythrozyten, im Gehirn und Herzmuskel. EPA und DHA werden auch als Triglyceride im Fettgewebe gespeichert. Der Verzehr von Algen- oder Seefischöl erhöht innerhalb von Tagen den Gehalt an EPA und DHA in den Blutfetten und Phospholipiden der Zellmembranen, mit einer maximalen Aufnahme nach etwa 2–3 Wochen. Nach Beendigung der diätetischen Aufnahme von EPA und DHA nimmt ihr Gehalt aus den Blutfetten innerhalb von wenigen Tagen wieder ab.

Zu den wichtigsten Ω-3-Fettsäuren gehören die Alpha-Linolensäure (ALA) sowie die langkettigen maritimen und mehrfach ungesättigten Fettsäuren Eicosapentaensäure (EPA) und Docosahexaensäure (DHA). ALA ist eine pflanzliche Ω-3-Fettsäure und zählt zu den essenziellen Fettsäuren. Sie findet sich in Farnen und Moosen sowie in pflanzlichen Ölen wie Raps-, Lein- und Walnussöl.

> WICHTIG: Der Glaube, dass die pflanzliche Ω-3-Fettsäure ALA vom Menschen ausreichend zu EPA und DHA metabolisiert wird, konnte bereits 2007 in *Applied Physiology Nutrition and Metabolism* eindeutig widerlegt werden. ALA kann zu höchstens 5 % in EPA umgewandelt werden und nur zu < 0,5 % in DHA. Auch durch hohe Dosierungen von ALA ändert sich nichts. Eine Umwandlung von EPA in DHA findet praktisch gar nicht statt (siehe auch Abb. 6, S. 35). Insgesamt können 30 % der Bevölkerung ALA gar nicht zu EPA verstoffwechseln und die restlichen 70 % können es nur sehr schlecht!

Unter gesundheitlichen Aspekten sind die maritimen langkettigen mehrfach ungesättigten Ω-3-Fettsäuren EPA und DHA besonders wichtig. EPA und DHA kommen in nennenswerten Mengen in fettreichen Meeresfischen wie Lachs, Thunfisch, Hering, Makrele und Sardine, in bestimmten Mikroalgen (z. B. Ulkenia) sowie in Krillöl vor (siehe Tab. 3, S. 42).

AUF DAS RICHTIGE VERHÄLTNIS KOMMT ES AN – WIE IMMER!

Fettsäuren sind Vorläufer hormonähnlicher Reglersubstanzen (z. B. Eicosanoide, Lipidmediatoren), die an vielen lebenswichtigen Prozessen im Körper beteiligt sind. Dazu gehören unter anderem das Immunsystem, die Regulation des Blutdrucks, die Reaktivität der Bronchialschleimhaut, die Entwicklung des Nervensystems, die Blutgerinnung sowie der Aufbau aller Zellmembranen, die über die Stoffwechselleistung jeder Körperzelle entscheiden (siehe Abb. 2, S. 21).

Aus der Ω-3-Fettsäure EPA werden über das Enzym Delta-6-Desaturase antientzündliche und gefäßschützende Eicosanoide der Serien 3 und 5 gebildet, während aus der Ω-6-Fettsäure Arachidonsäure (ARA) entzündungsfördernde und gefäßverengende Eicosanoide der Serien 2 und 4 gebildet werden. In der Vorbeugung und der Therapie von entzündlich geprägten Erkrankungen sollten wir auf ein ausgeglichenes Verhältnis zwischen Ω-6- und Ω-3-Fettsäuren achten, es sollte etwa 4 : 1 betragen. Durch unsere Industriekost, die reich ist an Ω-6-Fettsäuren, wird dieses Verhältnis sehr stark gestört, zuungunsten der Ω-3-Fettsäuren, es ist zum Teil extrem hoch, bis zu 50 : 1 zugunsten der entzündungsfördernden Ω-6-Fettsäuren (siehe Tab. 2, S. 28).

Ω-3 und Ω-6: Konkurrenzsituation

Aus der Ω-3-Fettsäure EPA werden antientzündliche Eicosanoide gebildet, während die Ω-6-Fettsäure Arachidonsäure (ARA) Ausgangspunkt für die Bildung entzündungsfördernder Eicosanoide ist. Die Ω-3-Fettsäure EPA und die Ω-6-Fettsäure Arachidonsäure (ARA) konkurrieren konzentrationsabhängig in Form eines kompetitiven Antagonismus (→ Verdrängung) um das Enzym Delta-6-Desaturase, das heißt, je weniger Arachidonsäure bei gleichzeitig hoher EPA-Zufuhr vorliegt, desto mehr entzündungshemmende Eicosanoide können aus EPA gebildet werden.

Die gesteigerte Zufuhr von Ω-3-Fettsäuren erhöht dementsprechend die Synthese der entzündungshemmend wirkenden Eicosanoide der Serien 3 und 5. Zum Beispiel das Prostaglandin 3 (PGE 3) wirkt antientzündlich, gefäßerweiternd, thrombozytenaggregationshemmend, analgetisch, immunstärkend und hirnfunktionsverbessernd. Gleichzeitig werden durch die »Verdrängung« von ARA sowie durch die Hemmung ihres Metabolismus weniger entzündungsfördernde Eicosanoide der Serien 2 und 4 gebildet (siehe Abb. 6, S. 35).

Diesen Effekt kann man zusätzlich unterstützen, indem man die Zufuhr von tierischen Lebensmitteln über die Nahrung – und damit von ARA – reduziert, z. B. durch eine vegetarisch orientierte Ernährung. In klinischen Studien wurde gezeigt, dass eine vermehrte diätetische Aufnahme von ARA zu deren erhöhter Einlagerung in die Membran von Entzündungszellen sowie zu einer verstärkten Produktion inflammatorischer Eicosanoide führt.

Zahlreiche Studien und Metaanalysen an Patienten mit rheumatoider Arthritis zeigen, dass die Supplementierung von Ω-3-Fettsäuren (z. B. 3–5 g EPA/DHA pro Tag) die Schmerzen und Schwellung der Gelenke sowie die Morgensteifheit und den Bedarf an Schmerzmitteln (z. B. NSAR, Kortison) reduziert. Darüber hinaus hat die gleichzeitige Reduktion der Zufuhr von Arachidonsäure die positiven Effekte der Ω-3-Fettsäuren zusätzlich verbessert. Um die gesundheitsfördernden Eigenschaften der Ω-3-Fettsäuren EPA und DHA auszuschöpfen, sollte man daher auch immer auf eine arachidonsäurearme Ernährung achten.

KAPITEL 4 | DEUTSCHLAND: EIN OMEGA-3-MANGELLAND

Im Jahr 2021 empfiehlt die Deutsche Gesellschaft für Ernährung (DGE) in ihrem Ernährungsbericht den Verzehr von 80–150 g Seefisch/Woche (zwei bis drei Seefisch-Mahlzeiten pro Woche). Aktuelle Ernährungserhebungen aus Europa belegen allerdings, dass in allen Altersgruppen zu selten Omega-3-Fettsäure-haltige Lebensmittel (z. B. Seefisch) verzehrt werden. Nach Prof. von Schacky verschwinden EPA und DHA langsam, aber stetig aus unserer Ernährung.

Die Folgen kann man bereits in der Zunahme an Erkrankungen wie ADHS, Depressionen, Herzerkrankungen und anderen Zivilisationskrankheiten feststellen. In Deutschland besteht deshalb ein bevölkerungsweiter Mangel an Ω-3-Fettsäuren, wie die aktuellen Untersuchungen zum HS-Omega-3-Index® zeigen (siehe Abb. 7). Besonders betroffen sind Schwangere, Kinder, Heranwachsende und ältere Personen.

ALGEN – PLANKTON – OMEGA-3-ÖL

Das Öl von Kaltwasser-Meeresfischen (z. B. Hering, Makrele) oder Algenöl sind exzellente Nahrungsquellen für Ω-3-Fettsäuren, da diese Fischarten vor allem Plankton und Algen verzehren, die Urquelle für EPA und DHA. Algen- und Planktonarten haben sich im Laufe der Evolution den kalten Temperaturen im Polarmeer angepasst, indem sie besonders viele Ω-3-Fettsäuren in ihre Zellwände einbauen. Das hält diese auch bei Minusgraden noch flexibel und geschmeidig. Das wissen auch Meeresfische und reichern sehr viel EPA und DHA im Fischöl an – oder haben Sie mal einen Hering

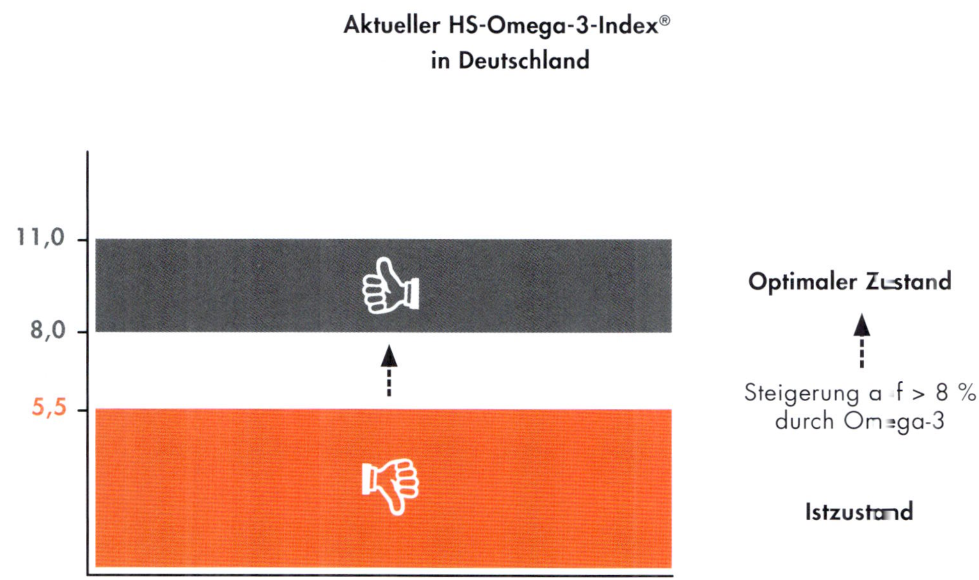

Abb. 7: Der HS-Omega-3-Index® als Barometer der Omega-3-Gesundheit

in der Nordsee im Wintermantel gesehen? Im Übrigen erklärt dies, warum Meeresfische bessere Ω-3-Fettsäure-Lieferanten sind als Süßwasserfische (z. B. Karpfenarten; siehe Tab. 3).

TAB. 3: OMEGA-3 (EPA/DHA)-GEHALT PRO 100 G FISCH (AUSWAHL)			
Seefischart	EPA in g/100 g	DHA in g/100 g	EPA/DHA in g/100 g
Salzwasserfische			
Thunfisch	1,4	1,2	2,6
Lachs	0,7	2,6	3,3
Hering	0,7	1,2	1,9
Makrele	0,6	1,1	1,8
Sardine	0,6	0,8	1,4
Süßwasserfische			
Karpfen	0,1	0,2	0,3
Forelle	0,1–0,2	0,3–0,5	0,6–0,9

OMEGA-3-MANGEL: DIE URSACHEN

Im Folgenden beschreibe ich detailliert die Hauptursachen, die zu einem flächendeckenden Omega-3-Mangel bei der Bevölkerung führen.

Die heutige Ernährung

In Deutschland essen wir nicht regelmäßig Meeresfisch und andere an Ω-3-Fettsäuren reiche Nahrungsmittel. Unsere Hühner werden nicht mehr mit Fischmehl gefüttert, weshalb ihre Eier kaum noch EPA oder DHA enthalten. Rinderhirn, worin viel DHA steckt, wird wegen der Gefahr der bovinen spongiformen Enzephalopathie (kurz: BSE) nicht mehr verzehrt. In Fischfarmen werden kaum noch EPA und DHA verfüttert, da die Preise für Fischöl in den vergangenen Jahren stark gestiegen sind. Diese und viele weitere Faktoren im Rahmen der industriellen Prozessierung von Lebensmitteln führen dazu, dass wir über Lebensmittel zu wenig EPA und DHA für eine stabile Gesundheit und reibungslose Funktion des Zellstoffwechsels (z. B. Gehirn, Herz, Immunsystem) aufnehmen.

Renommierte Wissenschaftler wie Herr Prof. Clemens von Schacky vermuten, dass die steigende Anzahl von Patienten mit entzündlich geprägten Erkrankungen des ZNS (Zentralnervensystems) wie ADHS, Alzheimer, Depressionen etc. vor allem mit der abnehmenden diätetischen Versorgung mit Gehirnfettsäuren in Zusammenhang steht. Darüber hinaus sind unsere Meere überfischt, Fische sind mit Umweltgiften (z. B. Quecksilber) belastet und viele Arten stehen vor der Ausrottung. Bis zum Jahr 2021 haben wir am eigenen Leib erleben müssen, dass der Klimawandel menschengemacht ist!

Warum Leinöl und Alpha-Linolensäure nicht ausreichen!

Betrachtet man Abb. 6 (S. 35) könnte man glauben, dass Leinöl mit der Ω-3-Fettsäure *Alpha-Linolensäure ALA* ausreichen würde, um den Bedarf an EPA und DHA zu decken. Wie aktuelle Studien belegen, sind aber etwa 30 % der mitteleuropäischen Bevölkerung gar nicht in der Lage, ALA in EPA umzuwandeln. Die durchschnittliche Umwandlungsrate von ALA in EPA beträgt nur 5 % und die Umwandlungsrate von ALA in DHA nur 0,5 %. Das entspricht der »attraktiven« Zinspolitik unserer Banken und Sparkassen!

Laut einer großen italienischen Studie an 11323 Patienten mit koronarer Herzkrankheit, die kurz zuvor (< 3 Monate) einen Herzinfarkt erlitten hatten, führte die regelmäßige Einnahme von EPA/DHA, zusätzlich zur normalen medikamentösen Therapie, zu einer signifikanten Abnahme der Gesamtsterblichkeit um 21 % und der kardiovaskulären Mortalität um 30 %. Das Risiko für den plötzlichen Herztod sank sogar um 45 %. Eine Metaanalyse mit über 500000 Teilnehmern zeigt zudem, dass eine gute Versorgung mit Ω-3-Fettsäuren (HS-Omega-3-Index® > 8 %) das Risiko für einen Schlaganfall signifikant reduziert. Studien zufolge wird das Herzinfarktrisiko allgemein durch Ω-3-Fettsäuren (z. B. ≥ 2000 mg EPA/DHA pro Tag) halbiert. In diesem Zusammenhang konnte eindeutig gezeigt werden, dass Alpha-Linolensäure (ALA) die kardioprotektiven Eigenschaften von EPA und DHA nicht besitzt und also auch das Risiko für Herzinfarkt nicht senkt!

Zu viele Omega-6-Fettsäuren

Hinzu kommt, dass wir mit unserer üblichen Ernährung (z. B. Huhn, Rind, Schwein, Soja, Sonnenblumenöl) zu viele Ω-6-Fettsäuren (z. B. Arachidonsäure, Linolsäure) aufnehmen. Das führt zu einem starken Ungleichgewicht zwischen Ω-6 und Ω-3-Fettsäuren. Während wir früher ein ausgewogenes und gesundes Verhältnis von Omega-6- zu Omega-3-Fettsäuren von etwa 1 : 1 hatten, führt heutzutage der hohe Verzehr von Fertigprodukten zu einer Dominanz der Ω-6-Fettsäuren und einer gefährlichen Verschiebung des Fettsäurequotienten in Richtung 15 : 1, zum Teil sogar 50 : 1 (siehe Tab. 2, S. 28).

Der hohe Anteil an Omega-6-Fettsäuren behindert nicht nur den Stoffwechsel der Ω-3-Fettsäuren, sondern begünstigt auch die Entstehung entzündlich geprägter Zivilisationskrankheiten wie Arteriosklerose, Diabetes, Krebs oder Rheuma.

Vorsicht: Transfettsäuren!

Bei der industriellen Verarbeitung flüssiger Fette zu festen, streichfähigen Fetten (z. B. Margarine) entstehen durch den technischen Prozess der Härtung starre, gesundheitsschädliche Transfettsäuren. Je höher ungesättigte Fette erhitzt werden und je länger die Bratdauer ist, umso mehr dieser toxischen Transfettsäuren entstehen. Die ungesättigten Fettsäuren (*cis*-Form) werden dabei in starre gesättigte Fettsäuren (trans-Form) umgewandelt. In unserer täglichen Ernährung finden wir Transfettsäuren vor allem in Backwaren, Kartoffelchips, Pommes und Fertiggerichten. Diese starren Killerfettsäuren stören den Stoffwechsel der gesundheitsfördernden Ω-3-Fettsäuren. Die DGE und die amerikanische Herzgesellschaft AHA warnen seit Jahren zu Recht: Ein hoher Konsum von Transfettsäuren wirkt atherogen (Gefäßveränderungen bzw. -verkalkung fördernd) und steigert das Risiko für Fettstoffwechselstörungen (z. B. erhöhtes LDL-Cholesterin), Herzinfarkt und Schlaganfall.

DER OMEGA-3-TÜV: WIE KANN ICH MEINE OMEGA-3-GESUNDHEIT ÜBERPRÜFEN?

Maßnahmen der Qualitätssicherung, wie man sie aus der klinischen Chemie kennt, werden in der Fettsäureanalytik leider selten eingesetzt. Untersuchungen zeigen, dass sich – selbst wenn das gleiche Kompartiment (z. B. Plasma, Serum, Vollblut) untersucht wird – die eingesetzte analytische Methode von Labor zu Labor unterscheiden kann. Es ist daher wünschenswert, dass im Rahmen von Maßnahmen der Qualitätssicherung eine Standardisierung der Fettsäureanalytik in der klinisch-medizinischen Praxis erfolgt.

Der HS-Omega-3-Index®

Eine solche standardisierte, qualitativ hochwertige und präzise Fettsäureanalytik bildet der HS-Omega-3-Index®. Die Methode des HS-Omega-3-Index® analysiert die Fettsäurezusammensetzung der Erythrozyten. Die Fettsäuren in den Erythrozyten sind fast ausschließlich in Phospholipiden gebunden, was aufwendige Reinigungsschritte unnötig macht, im Gegensatz zu Kompartimenten wie Vollblut oder Plasma. Für die Routinediagnostik sind die meisten anderen Fettsäurekompartimente weniger geeignet, da sie eine deutlich höhere biologische Variabilität gegenüber den Erythrozyten aufweisen. Bereits eine Fischmahlzeit am Vorabend der Blutabnahme kann große Veränderungen im Serum nach sich ziehen.

Bekanntlich besteht zwischen dem prozentualen EPA- und DHA-Anteil der Erythrozyten und dem Risiko für den plötzlichen Herztod eine enge Verbindung. Denn der EPA- und DHA-Gehalt der Erythrozyten korreliert mit der Konzentration von EPA und DHA im Herzmuskel. Das konnte auch für zahlreiche weitere Organe (z. B. Lunge, Leber) nachgewiesen werden. Weder eine an Ω-3-Fettsäure reiche Mahlzeit noch gravierende klinische Ereignisse wie ein Herzinfarkt verändern allerdings den HS-Omega-3-Index®. In der Summe erfasst der HS-Omega-3-Index® zuverlässig die diätetische Versorgung einer Person mit EPA und DHA, ähnlich präzise wie der HbA1c-Wert als Langzeitparameter zur Beurteilung des Zuckerstoffwechsels beim Diabetiker.

Ob Sie über die Ernährung (→ diätetisch) ausreichend mit EPA und DHA versorgt sind, lässt sich ganz einfach durch die labordiagnostische Kontrolle des HS-Omega-3-Index® überprüfen. Der HS-Omega-3-Index® erfasst den prozentualen Anteil (%) von EPA und DHA an der Gesamtfettsäuremenge in der Membran der Erythrozyten. Dieser steht im direkten Zusammenhang mit der alimentären Zufuhr von Ω-3-Fettsäuren. Für diese Analytik werden nur 50 µl Erythrozyten aus EDTA-Blut benötigt. Die Fettsäurezusammensetzung der Erythrozyten ist bei Umgebungstemperatur mindestens eine Woche stabil, weshalb der Versand der Blutproben unproblematisch ist.

Bei dieser besonderen Messmethode, die den höchsten Qualitätskriterien der klinischen Chemie entspricht und als HS-Omega-3-Index® (HS = High Sensitivity) bezeichnet wird, werden 24 weitere Fettsäuren gemessen. Deshalb sind zusätzlich wissenschaftlich fundierte Aussagen zum Beispiel über Transfettsäuren möglich.

Wie zu erwarten, haben die meisten Menschen einen HS-Omega-3 Index® unterhalb des gesundheitlich optimalen Bereichs von 8 %. Das zeigen auch aktuelle Untersuchungen an der Ludwig-Maximilians-Universität in München. Dabei wurde der HS-Omega-3-Index® gemessen. Nach aktuellen repräsentativen Untersuchungen liegt der HS-Omega-3-Index® in Deutschland nur bei etwa 5,0 %, was auf eine bevölkerungsweite Mangelversorgung mit EPA und DHA hinweist.

WICHTIG: Vor allem bei Schwangeren und Stillenden besteht nach aktuellen Studien ein ausgeprägter Mangel an Omega-3-Fettsäuren. Erschreckend ist die Tatsache, dass in Deutschland derzeit nur etwa 11,5 % aller schwangeren Frauen Ω-3-Fettsäuren supplementieren. Auch Vegetarierinnen und sich vegan ernährende Schwangere weisen eine schlechte Versorgung mit EPA und DHA auf!

Ein guter HS-Omega-3-Index® (> 8–11 %) reduziert im Vergleich zu einem schlechten Wert (z. B. 4 %) deutlich das Risiko für kardiovaskuläre Erkrankungen (z. B. Herzinfarkt, plötzlicher Herztod). Auch die gesunde Hirnentwicklung, Sehfunktion und kognitive Leistungsfähigkeit sind von einer guten diätetischen Versorgung mit DHA und EPA abhängig, was sich in einem als optimal definierten Zielbereich des HS-Omega-

3-Index® zwischen 8 und 11% widerspiegelt. Deshalb ist die Supplementierung der Ernährung mit EPA und DHA in der Schwangerschaft besonders wichtig!

GUT ZU WISSEN: DER ARA/EPA-QUOTIENT

Der Quotient ARA/EPA ist in der Ernährungsmedizin ein labormedizinischer Biomarker (Indikator) der Entzündungsbereitschaft. Hohe Werte sind auf ein Überwiegen der entzündungsfördernden Ω-6-Fettsäure Arachidonsäure (ARA) bzw. auf den Mangel an den entzündungshemmenden Ω-3-Fettsäuren EPA und DHA zurückzuführen und weisen auf eine entzündungsfördernde Situation im Hinblick auf diese Fettsäuremetabolite hin. Untersuchungen von Herrn Prof. Olaf Adam (LMU München) an Patienten mit rheumatoider Arthritis haben gezeigt, dass diejenigen mit einem ARA/EPA-Quotienten < 4 einen deutlich besseren klinischen Verlauf aufweisen als solche mit einem Quotienten > 4. Bei Psoriasis-Patienten sollte der ARA/EPA-Quotient am besten < 3 liegen.

ARA/EPA-Ratio

Für die optimale antientzündliche Wirksamkeit von EPA und DHA sollte auf eine Arachidonsäure (ARA) arme Ernährung (z. B. ≤ 50 mg ARA pro Tag) geachtet werden. Um die Entzündungsbereitschaft im Körper zu messen, wird zum Teil auch die ARA/EPA-Ratio erfasst (siehe Abb. 6, S. 35). Hohe Werte sind auf ein Überwiegen von ARA und/oder auf einen Mangel an EPA zurückzuführen und weisen auf eine entzündungsfördernde Situation im Hinblick auf diese Fettsäuremetabolite hin. Laut Forschungsarbeiten des US-amerikanischen Biochemikers Dr. Barry Sears korreliert die Höhe des ARA/EPA-Quotienten mit der Ausprägung einer Silent Inflammation in verschiedenen Organen.

TAB. 4: LEBENSPHASEN UND ANWENDUNGSGEBIETE (AUSWAHL), DIE DURCH EPA/DHA GÜNSTIG BEEINFLUSST WERDEN
LEBENSPHASEN
Schwangerschaft, kindliche Entwicklung, Jugendliche, Erwachsene, Senioren
ANWENDUNGSGEBIETE (ERKRANKUNGEN)
Augenerkrankungen (z. B. Makuladegeneration [AMD], Sicca-Syndrom)
Autoimmunerkrankungen, entzündlich geprägte (z. B. Multiple Sklerose)
Atemwegserkrankungen, entzündlich geprägte (z. B. Asthma, allergische Rhinitis)
Darmerkrankungen, entzündlich geprägte (z. B. Colitis ulcerosa, Morbus Crohn)
Diabetes mellitus Typ 2 und Typ 1, metabolisches Syndrom
Fettleber, nicht-alkoholische (NAFL)
Fettstoffwechselstörungen (z. B. Triglyceridämie)
Hauterkrankungen, entzündlich geprägte (z. B. Neurodermitis, Psoriasis)
Herz-Kreislauf-Erkrankungen (z. B. Bluthochdruck, Herzinfarkt, Herzinsuffizienz, Herzrhythmusstörungen, gesteigerte Thrombozytenaggregation, Schlaganfall)
Krebserkrankungen (z. B. Brustkrebs)
Knochen- und Gelenkerkrankungen (z. B. Osteoporose, Arthrose)
Neurodegenerative Erkrankungen (z. B. Demenz, Alzheimer)
Neurologische Erkrankungen (z. B. Migräne)
Psychiatrische Erkrankungen (z. B. ADHS, Depressionen, Schizophrenie)
Erkrankungen des rheumatischen Formenkreises (z. B. Rheuma)

KAPITEL 5 | DIE DREI KERNZIELE FÜR OMEGA-3-FETTSÄUREN IM KÖRPER

Im Folgenden sollen die wichtigsten drei Kernziele für die Ω-3-Fettsäuren EPA und DHA im menschlichen Organismus vorgestellt werden. Darunter sind vor allem das Zentralnervensystem (ZNS), das Immunsystem und das Herz-Kreislauf-System zu nennen.

DAS ZENTRALNERVENSYSTEM (ZNS)

Bekanntlich besteht das ZNS aus Nervengewebe, was sich aus Nervenzellen (Neuronen) und Stützzellen (Gliazellen) zusammensetzt. Beim Menschen umfasst das ZNS vor allem die im Gehirn und Rückenmark gelegenen Nervenstrukturen, welche die Koordination der zentralen Reizverarbeitung steuern und damit auch für Denken, Fühlen und Erinnern verantwortlich sind.

Das menschliche Gehirn ist das komplexeste Organ, das die Natur je hervorgebracht hat. 100 Milliarden Nervenzellen und ein Vielfaches davon an Kontaktpunkten verleihen diesem lipidreichen Organ Fähigkeiten, an die bis heute kein Computer herankommt. Im Vergleich zu anderen Organen ist das Gehirn ein echter Energiefresser. Obwohl es nur 2 % der Körpermasse ausmacht, ist es für etwa 20 % des gesamten Energieverbrauchs des Körpers verantwortlich. Über die Hälfte seines Trockengewichts besteht aus Fetten, sogenannten Lipiden, mit einem hohen Gehalt an langkettigen Ω-3-Fettsäuren, die eine Schlüsselrolle bei der Entwicklung, Reifung und Alterung neuronaler Strukturen und Netzwerke spielen.

Mit einem Anteil von bis zu 90 % aller Ω-3-Fettsäuren im menschlichen Gehirn bildet DHA die wichtigste Hirnfettsäure und macht über 20 % aller Lipide im Gehirn aus. Als typische Hirnfettsäure ist DHA vor allem in den Membranen von Nervenzellen enthalten. Im Gehirn ist DHA mit bis zu 25 % am stärksten vertreten, während EPA nur einen Anteil von < 1 % ausmacht. Der Anteil von DHA in den Zellmembranen ist von der Ernährung abhängig und geht mit zunehmendem Alter zurück. Im Gehirn findet sich DHA außer in der grauen auch in der weißen Substanz (*Substantia alba*). Fast die Hälfte unseres Gehirns besteht aus der sogenannten weißen Substanz – so bezeichnet man Anteile des Zentralnervensystems (ZNS), die überwiegend aus Leitungsbahnen bzw. Nervenfasern bestehen und somit Nervenzellfortsätze (Axone) enthalten.

Neben DHA sind unter den hirnaktiven Nährstoffen vor allem die Aminosäure Taurin, die Vitamine A, D, B_9 und B_{12} sowie die Mineralstoffe Jod, Eisen und Zink zu nennen (siehe Abb. 3, S. 23). In ihrer hormonaktiven Form sind vor allem Vitamin A und D wichtig für die Neurogenese, die Bildung von Axonen, die Plastizität des Hippocampus und die Vernetzung von Neuronen. Zusammen mit DHA sind Letztere unter anderem limitierend für die Gedächtniskonsolidierung und den Spracherwerb bei Kleinkindern. DHA kann im Gehirn als direkter oder indirekter Ligand von Vitamin-A-abhängigen Rezeptoren des Zellkerns Stoffwechselprozesse anstoßen, die wesentlich zur Entwicklung und Funktion des embryonalen ZNS beitragen. Damit hängt die Wirkung von DHA auf die Hirnentwicklung unter anderem davon ab, ob ausreichend Vitamin A zur Verfügung steht. Durch die Erhöhung der neuronalen Membranfluidität steigert DHA vor allem die Impulsübertragung im Bereich der Synapsen des ZNS. Daneben spielt DHA eine wichtige Rolle bei der neuronalen Differenzierung, der interzellulären Kommunikation, der Synaptogenese, der Neurogenese und der Genexpression. Die aus den langkettigen Ω-3-Fettsäuren gebildeten Lipidmediatoren, die sogenannten Resolvine und Protektine, wirken zudem hochgradig anti-inflammatorisch und neuroprotektiv.

Eine unzureichende alimentäre Zufuhr dieser hirnaktiven Nährstoffe führt bei Kleinkindern nicht nur zum Kleinwuchs, sondern macht sich auch durch kognitive Einschränkungen auf der Ebene des *Hippocampus* bemerkbar. Der Hippocampus ist der Arbeitsspeicher unseres Gehirns und die Schaltstelle zwischen dem Kurz- und Langzeitgedächtnis. Er ist einer der wenigen Bereiche im Gehirn, in dem ein Leben lang neue Neuronen gebildet werden können.

Die bereits mithilfe von Bildgebungsverfahren (z. B. Mikroskop) sichtbare weiße Färbung entsteht durch die umhüllenden Gliazellen bzw. die Myelinscheiden der Nervenfasern. Die weiße Substanz unterhalb der Hirnrinde hilft beispielsweise beim Lernen, sie kann aber auch geistige Störungen bedingen, wenn sie nicht richtig funktioniert, das heißt, die weiße (wie auch die graue Substanz, »kleine graue Zellen«) hat großen Einfluss auf die Intelligenz sowie auf verschiedene geistige und psychische Störungen. Die weiße Substanz macht beim Menschen fast 50 % des Gehirns aus, mehr als bei jedem anderen Lebewesen. Diese weiße Hirnmasse besteht größtenteils aus Millionen langer Verbindungskabel. Jedes davon enthält einen Nervenzellausläufer, der Signale zu anderen Neuronen weiterleitet – ein sogenanntes Axon. Viele dieser Axone sind mit fetthaltigem weißlichem Myelin umwickelt, auch als »Myelin-« oder »Markscheide« bezeichnet. Wie in einem Telefonnetz verlaufen diese Kabel in Bündeln und Strängen, die sich dann wieder teilen und Neuronen verschiedener, oft entfernter Hirnorte miteinander verbinden.

Geistige Aktivität des Gehirns kann die Menge an weißer Substanz steigern. Umgekehrt gehen manche Hirnstörungen mit einem Myelinmangel einher. Studien zeigen, dass die weiße Hirnmasse zunimmt, wenn jemand etwas neu lernt oder viel übt, etwa ein Musikinstrument. Dabei beeinflusst die weiße Substanz die Verstandesarbeit, die soziale Kompetenz und den Lernerfolg sehr stark. Die Abnahme der weißen Substanz im Alter kann auch erklären, warum ältere Menschen nicht mehr so leicht Neues lernen. An einem myelinisierten Axon können Nervenimpulse etwa 100-mal schneller vorwärtskommen als an einem nackten. Denn Myelin umwickelt die Nervenfaser zwischen den Lücken, und zwar mit bis zu 150 Schichten, dadurch wirkt es tatsächlich wie ein Isolierband. Dank dieser Umhüllung springt das elektrische Signal regelrecht von einem Schnürring zum nächsten. Dieses Prinzip gilt im Gehirn ebenso wie bei Nervenfasern, die sich durchs Rückenmark oder in die Extremitäten ziehen.

Besondere Zellen des Gehirns, die sogenannten *Astrozyten*, können DHA an benachbarte neuronale Zellen abgeben, wo DHA zwischen die Phospholipide der Membranen eingebaut wird. Das betrifft vor allem auch die Zellen der Netzhaut (Retina), in der die visuellen Signale umgewandelt und an die entsprechende Hirnregion, wie die Sehrinde (fachsprachlich: *visueller Cortex*), weitergeleitet werden. Es verwundert daher nicht, dass Kinder von Müttern mit geringer diätetischer Zufuhr von DHA eine schlechtere Sehfähigkeit und geringere kognitive Leistungsfähigkeit haben als Kinder von Müttern mit guter Versorgung. Darum ist eine gute Versorgung mit Ω-3-Fettsäuren, in der Schwangerschaft insbesondere mit DHA (z. B. ≥ 1000 mg DHA pro Tag), enorm wichtig für die gesunde neurologische und neuropsychiatrische Entwicklung des Kindes!

Neurowissenschaftler dachten lange Zeit, dass die Ernährung keine Rolle spiele für die Intelligenz und geistige Leistungsfähigkeit, solange nur die Grundversorgung des Gehirns mit Energie gewährleistet sei. In den zurückliegenden Jahren haben Hirnforscher nun zunehmend die Bedeutung gehirnaktiver Nahrungsinhaltsstoffe (z. B. Ω-3-Fettsäuren, Vitamin D) für die Geisteskraft und Hirngesundheit untersucht. Die wichtigste Erkenntnis: Eine gesunde, nährstoffreiche Ernährung macht nicht nur unseren Geist glücklich, sondern schärft auch unseren Verstand. **Intelligenz kann man sozusagen essen!**

Sein Volumen allein kann aber die herausragenden Fähigkeiten des menschlichen Gehirns nicht erklären. Für die kognitiven Fähigkeiten sind darüber hinaus die innere Struktur und die Morphologie des Gehirns wichtig. Bei Menschen sind zum Zeitpunkt der Geburt zwar alle Nervenzellen bereits angelegt, aber noch kaum miteinander verknüpft. Die ersten Lebensjahre sind entscheidend für die Vernetzung des Gehirns. Diese Vernetzung wird in den ersten Lebensjahren unter anderem mithilfe von hirnaktiven Nahrungsinhaltsstoffen wie DHA angelegt. Jüngste Forschungsergebnisse betonen daher die elementare Bedeutung der Ω-3-Fettsäuren und anderer hirnaktiver Nahrungsinhaltsstoffe in der Zeit der Schwangerschaft und der frühkindlichen Entwicklung. Wie und wann das Gehirn wächst, wird also im Mutterleib und in den ersten Lebensjahren entscheidend durch eine optimale Versorgung mit Ω-3-Fettsäuren (vor allem DHA) für die Entwicklung kognitiver Fähigkeiten beeinflusst.

Zur Prävention und Therapie von Demenz oder zur Verbesserung der kognitiven Leistungsfähigkeit von Kleinkindern, Schülern, Studenten und Senioren sollte daher vor allem bevorzugt ein hoher Anteil an DHA (gegenüber EPA) gegeben werden.

DAS IMMUNSYSTEM

Ein intaktes Immunsystem schützt unseren Organismus vor dem Eindringen und der Ausbreitung von krank machenden Erregern. Darüber hinaus beugt das Immunsystem durch Erkennen und Inaktivieren entarteter Zellen auch einer Tumorentstehung vor. Störungen dieses komplexen Abwehrschildes sind mit einer Vielzahl entzündlich geprägter Erkrankungen verbunden, wie zum Beispiel Diabetes mellitus, Morbus Crohn, Multiple Sklerose und Rheuma. Allergische Erkrankungen (z. B. gegen Pollen, Tierhaare) sind auch mit Entzündungsprozessen vergesellschaftet, beruhen aber auf einer überschießenden Immunantwort gegen normalerweise harmlose körperfremde Substanzen.

Für einen optimalen Schutz vor Krankheitserregern auf der einen und der Vermeidung immunologischer Störungen auf der anderen Seite muss sich unser Immunsystem in einem gesunden Gleichgewicht befinden. Um dieses Gleichgewicht aufrechtzuerhalten, spielen die mit der Ernährung aufgenommenen Nahrungsinhaltsstoffe eine elementare Rolle. Mangel- und Fehlernährung wirken sich negativ auf die Immunantwort aus, sodass dieses fein abgestimmte Abwehrsystem beeinträchtigt und störanfällig wird. Eine unzureichende Versorgung mit immunaktiven Nahrungsinhaltsstoffen wie Vitaminen (z. B. Vitamin D), Mineralstoffen (z. B. Zink) oder den langkettigen Ω-3-Fettsäuren EPA und DHA hat demzufolge erhebliche Konsequenzen für den Schutz vor Infektionskrankheiten.

TAB. 5: ANGEBORENE IMMUNITÄT: BESTANDTEILE (AUSWAHL)
Physikalische Barrieren: Haut, Schleimhäute (z. B. Gastrointestinaltrakt)
Immunzellen: Phagozyten (Makrophagen, neutrophile Granulozyten), dendritische Zellen (antigenpräsentierende Zellen), Entzündungszellen (z. B. Mastzellen, Eosinophile) und natürliche Killerzellen (NK-Zellen)
Lösliche Mediatoren: Akute-Phase-Proteine, Komplementproteine, Zytokine

Bekanntlich lassen sich die im Rahmen immunologischer Prozesse ablaufenden Abwehrreaktionen einteilen in eine angeborene (innate) und eine erworbene (adaptive) Immunantwort. Diese schützen unseren Körper bei einer Infektion mit krank machenden Erregern (z. B. Viren, Bakterien, Pilze). Die verschiedenen Zellen des Immunsystems können unter anderem die Pathogene (Krankheitserreger) anhand charakteristischer Proteinmuster, der sogenannten Antigene, erkennen. Die angeborene und die erworbene Immunabwehr sind aus einem zellulären und einem löslichen Anteil (z. B. Antikörper) aufgebaut und sehr eng miteinander vernetzt.

Angeborene (innate) Immunität

Die angeborene Immunität bietet Schutz gegen krank machende Erreger (z. B. Viren), ohne dass der Körper diesen zuvor ausgesetzt gewesen sein muss. Sie bildet die erste Verteidigungslinie unseres Immunsystems und stellt die frühe Phase der Immunabwehr dar (*sofort*: 0–4 Stunden). Die angeborene Immunität wirkt also rasch und vielseitig, aber leider nur *unspezifisch*.

Die Schleimhäute der Haut, Lunge und des Magen-Darm-Traktes bilden wichtige physikalische Schutzbarrieren. Der Darm ist unser größtes Immunorgan: Auf etwa 400 m^2 Oberfläche befinden sich etwa 80 % aller Immunzellen des Körpers. Der Darm ist eine Schaltzentrale des Immunsystems, in der im Dienste der Gesundheit geprüft, geschult und gelernt wird. Pathogene, welche die physikalischen Barrieren des Körpers überwinden, werden von Fresszellen, den sogenannten Phagozyten, vertilgt, danach verdaut und eliminiert. Diesen Prozess, bei dem Immunzellen Pathogene oder deren Gewebereste in sich aufnehmen, durch Enzyme auflösen und damit abtöten, nennt man *Phagozytose*. Zu den Immunzellen der angeborenen Immunität, die auf diese Art und Weise Eindringlinge unschädlich machen, gehören unter anderem gewebsständige Makrophagen, dendritische Zellen und Neutrophile.

Neutrophile, auch »neutrophile Granulozyten« genannt, zählen mit einem Anteil von bis zu 60 % zu den häufigsten weißen Blutkörperchen. Neutrophile sind die ersten Immunzellen, die schnell an den Ort einer Entzündung gelockt werden. Sie sorgen für die Abwehr von Pathogenen und für deren Ausscheidung und Entgiftung. Die Bildung der Neutrophilen erfolgt im Knochenmark. Nachdem die Neutrophile krank machende Keime aufgenommen haben, werden diese in der Regel verdaut und abgetötet. Zusätzlich können Neutrophile auch Fragmente des Pathogens als Antigen auf ihrer Zelloberfläche präsentieren und auf diese Weise die erworbene Immunität aktivieren (siehe Abb. 8).

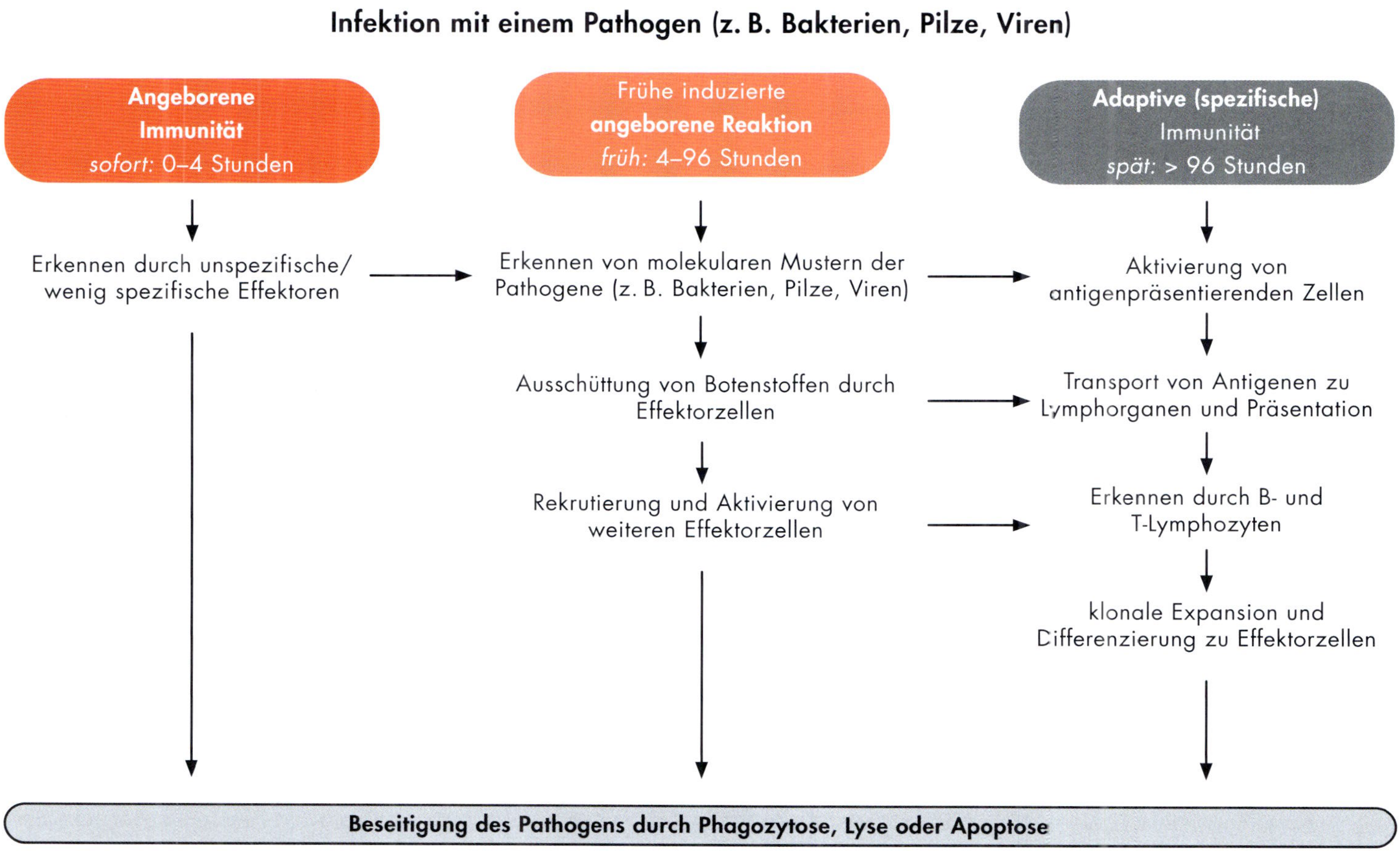

Abb. 8: Die Phasen der Immunantwort (Immunität)

Erworbene (adaptive) Immunität

Die erworbene Immunität setzt generell erst verzögert nach der angeborenen Immunabwehr ein (spät: > 96 Stunden). Die erworbene Immunabwehr braucht außerdem Zeit, um zu lernen, damit Eindringlinge zielgerichtet und spezifisch beseitigt werden können. Da dieses System sich Pathogene (Krankheitserreger) merken kann, wird ihm ein immunologisches Gedächtnis zugeschrieben.

Wesentliche Komponenten des erworbenen Immunsystems sind B- und T-Zellen, aber auch Antikörper, die von B-Lymphozyten nach deren Reifung und Differenzierung in den *primären* (z. B. Thymus, Knochenmark) und *sekundären* lymphatischen Organen (z. B. Lymphknoten, Milz) gebildet werden. Beim ersten Eindringen des Pathogens in den Körper dauert es einige Zeit, bis die *spezifischen* Lymphozyten für das Antigen gefunden werden. Nach diesem ersten Antigenkontakt kommt es innerhalb einiger Tage zur Aktivierung und Vermehrung der Lymphozyten, die in der Entstehung weiterentwickelter *Effektorzellen* mündet.

In der Immunologie bezeichnet man weiterentwickelte Lymphozyten, die spezifische Aufgaben im Rahmen der Immunantwort übernehmen, als *Effektorzellen*. Diese besitzen nur eine begrenzte Lebensdauer, und die meisten von ihnen sterben ab, wenn das Antigen nicht mehr vorhanden ist. Einige dieser Zellen, die sogenannten *Gedächtniszellen*, überleben jedoch und bilden damit die Grundlage des bereits oben erwähnten immunologischen Gedächtnisses. Dieses erlaubt eine rasche und effektive Reaktion auf eine erneute Infektion mit demselben Erreger.

Die präsentierten Antigene werden von spezifischen B- und T-Zellen erkannt, die zur erworbenen Immunität gehören. Für die Aktivierung, Differenzierung und interzelluläre Kommunikation sowie die Rekrutierung weiterer Immunzellen zum Infektionsherd spielen dabei auch *Zytokine* eine wesentliche Rolle. Dazu zählen unter anderem

Interferone (z. B. IFN-γ), Interleukine (z. B. IL-1β, IL-6, IL-17), Tumornekrosefaktoren (z. B. TNF-α). Der TNF-α stellt beispielsweise die »Zündkerze« im Entzündungsstoffwechsel dar und wurde, weil er eine körperliche Auszehrung vorantreibt, früher auch als *Kachektin* bezeichnet. Neben Zytokinen werden auch andere Mediatoren (z. B. Eicosanoide) von Entzündungszellen gebildet. Neben den oben genannten *Effektorzellen* spielen auch *regulatorische T-Zellen* eine wichtige Rolle. Diese dienen dazu, die Aktivierung des Immunsystems wieder herunterzuregulieren bzw. sie zu unterdrücken, um sicherzustellen, dass das Immunsystem ungefährliche körpereigene von abzuwehrenden körperfremden Stoffen unterscheiden kann.

Phospholipide aus Blutzellen (Neutrophilen, Monozyten und Lymphozyten) von Menschen mit typischer westlicher Ernährungsweise beinhalten 10–20 % Fettsäuren aus Arachidonsäure und 0,5–1 % EPA sowie 2–4 % DHA. Betrachtet man die vielfältigen Effekte der Ω-3-Fettsäuren EPA und DHA auf verschiedene Zellen des angeborenen und des erworbenen Immunsystems (siehe Tab. 6, S. 60), wird die Bedeutung dieser Fettsäuren für ein schlagkräftiges Abwehrsystem sowie bei Störungen des Immunsystems (z. B. SARS-CoV-2-Infektion) klar.

Dabei spielen vor allem die komplexen antientzündlichen Eigenschaften von EPA und DHA eine zentrale Rolle. Die Entzündung ist an sich eine notwendige und wichtige Reaktion des angeborenen Immunsystems auf Schadstoffe und Mikroorganismen. Gerät sie jedoch außer Kontrolle, ist sie an vielen Erkrankungen beteiligt, entweder als Auslöser oder indem sie das Krankheitsgeschehen aufrechterhält. Um Entzündungen zu dämpfen, gibt es diverse Arzneistoffklassen. Sie haben jedoch das Problem, dass sie die Immunreaktion auf exogene und endogene Stimuli (Reize von außen bzw. von innen) gleichermaßen drosseln, wodurch das Infektionsrisiko steigt.

TAB. 6: EFFEKTE LANGKETTIGER OMEGA-3-FETTSÄUREN AUF VERSCHIEDENE ZELLEN DES ANGEBORENEN UND DES ERWORBENEN IMMUNSYSTEMS

Immunzelle	Physiologische Funktion	Effekte von EPA und DHA (Omega-3)
Makrophagen		
	Phagozytose (aktive Aufnahme, Fressen, Neutralisierung von Bakterien, Viren)	Phagozytose-Aktivität ↑ (z. B. RvD1, RvD2, RvD5 und PD1) • Antibiotika: Wirkung ↑, Bedarf ↓
	Entzündung (Inflammation): Ausschüttung von Entzündungsmediatoren (z. B. Il-1β, TNF-α)	Anti-inflammatorische Wirkung: • NLRP3-Inflammasom ↓ • Aktivierung des Entzündungsfaktors NF-kappa-B ↓ • Lipopolysaccharid (LPS) induzierte Inflammation ↓ • Sekretion der pro-inflammatorischen Zytokine IL-1β, TNF-α und IL-6 ↓ • Sekretion des anti-inflammatorischen Zytokins IL-10 ↑
	Antigen-Präsentation	Aktivierung und Akkumulation am Ort der Entzündung ↓
		Modulation der Genexpression von Zytokinen und Chemokinen
	Bildung von freien Radikalen (ROS) und NO-Produktion ↑	Bildung von freien Radikalen (ROS) und NO-Produktion ↑↓
Mastzellen		
	Ausschüttung von Entzündungsmediatoren (z. B. Arachidonsäure-Derivate wie Leukotriene)	
	Schlüsselrolle bei Allergien durch Ausschüttung von Histamin	Aktivierung und Akkumulation am Ort der Entzündung ↓
Granulozyten		
• Eosinophile	Ausschüttung von Entzündungsmediatoren, Parasitenabwehr	• Reduziertes Eindringen in biologisches Gewebe (z. B. Atemwege, Haut) • Verringerte Auslösung von Entzündungen (v. a. DHA und RvD1)

• Neutrophile		Aktivierung und Akkumulation am Ort der Entzündung ↓ (v. a. RvD1)
		Aktivierung des Entzündungsfaktors NF-kappa-B ↓ (z. B. RvD1)
		Hyperreagibilität der Bronchien ↓
		Häufigkeit der Neutrophilen in Knochenmark und Milz ↑
	Phagozytose	Phagozytische Kapazität ↑ (vor allem durch DHA, weniger durch EPA)
	Ausschüttung von Entzündungsmediatoren	Anti-inflammatorische Wirkung: Produktion von Pro-resolving Mediatoren ↑ wie Protektine, Resolvine und Maresine, welche die Auflösung einer Entzündung fördern
		Produktion reaktiver Sauerstoffspezies (ROS) ↑ (vor allem durch EPA)
		Migration der Neutrophilen ↓
		Aktivierung und Akkumulation am Ort der Entzündung ↓
T-Lymphozyten		
• T-Helferzellen		Aktivierung und Akkumulation am Ort der Entzündung ↓
	Aktivierung von Makrophagen	• Aktivität der T-Helferzellen vom Typ Th1, Th2 und Th17 ↓
		• Differenzierung/Aktivierung von Th17-Zellen ↓ • IL-17-Blutspiegel ↓ (→ Autoimmunerkrankungen wie Multiple Sklerose) • Th17-Zellantwort und IL-17-A-Bildung ↓ (z. B. RvE1)
	Aktivierung von B-Zellen zur Antikörperproduktion	B-Zell-abhängige Antikörperproduktion ↑ (z. B. RvD1)
• Regulatorische T-Zellen (Treg)	Suppression der Immunantwort (Kontrolle der Immunantwort)	• Differenzierung und Proliferation ↑ (→ Arthrose, Neurodermitis, Autoimmunerkrankungen wie Multiple Sklerose)

Die komplexe anti-inflammatorische Wirkung von EPA und DHA

Die anti-inflammatorische und entzündungsauflösende Wirkung der Ω-3-Fettsäuren EPA und DHA erfolgt auf verschiedenen, zum Teil miteinander verlinkten Ebenen.

1. Das NLRP3-Inflammasom und Omega-3

Inflammasome sind zytosolische Multiproteinkomplexe des *angeborenen Immunsystems* und verantwortlich für die Aktivierung von Entzündungsreaktionen. Das NLRP3-Inflammasom ist ein intrazellulärer Proteinkomplex, der außer NLRP3 (Cryopyrin), die Pro-Caspase-1, das Adapterprotein ASC und die Serin-Threoninkinase NEK7 enthält. Daher gehört auch das NLRP3-Inflammasom zum angeborenen Immunsystem und betreibt die Initiation von Entzündungsreaktionen. Die Aktivierung des NLRP3-Inflammasoms spielt dementsprechend eine wichtige Rolle bei der Entwicklung und dem Fortschreiten (Progression) von entzündlich geprägten Krankheiten (z. B. Arteriosklerose, Gicht, Hashimoto-Thyreoiditis, Krebs, Multiple Sklerose), deren Pathologie ganz maßgeblich durch Entzündungsreaktionen vorangetrieben wird.

Die Aktivierung des NLRP3-Proteinkomplexes erfolgt in zwei Schritten. Dabei wird zunächst die NF-kappa-B-Signaltransduktion durch eine PAMP-(*Pathogen-associated molecular Patterns*)- oder DAMP-(*Damage-associated molecular Patterns-*)vermittelte Aktivierung des *Toll-like*-Rezeptors 4 (TLR4) oder des Tumornekrosefaktor-Rezeptors (TNFR) ausgelöst (siehe Abb. 9), was zu einer Erhöhung der Expression von NLRP3, Pro-IL-1β und Pro-IL-18 führt. IL-1β (Interleukin 1β) ist das Hauptzytokin für inflammatorisches Fieber, Immunreaktionen und metabolische Erkrankungen. In einem zweiten Schritt erfolgt dann durch verschiedene Signale eine indirekte Aktivierung von NLRP3, die zu einer Komplexbildung und Aktivierung von Caspase-1 führt. Antagonisten des NLRP3-Inflammasoms (z. B. Somalix) haben aus diesem Grunde einen hohen Stellenwert in der Prävention und Therapie entzündlicher Erkrankungen (z. B. Arteriosklerose).

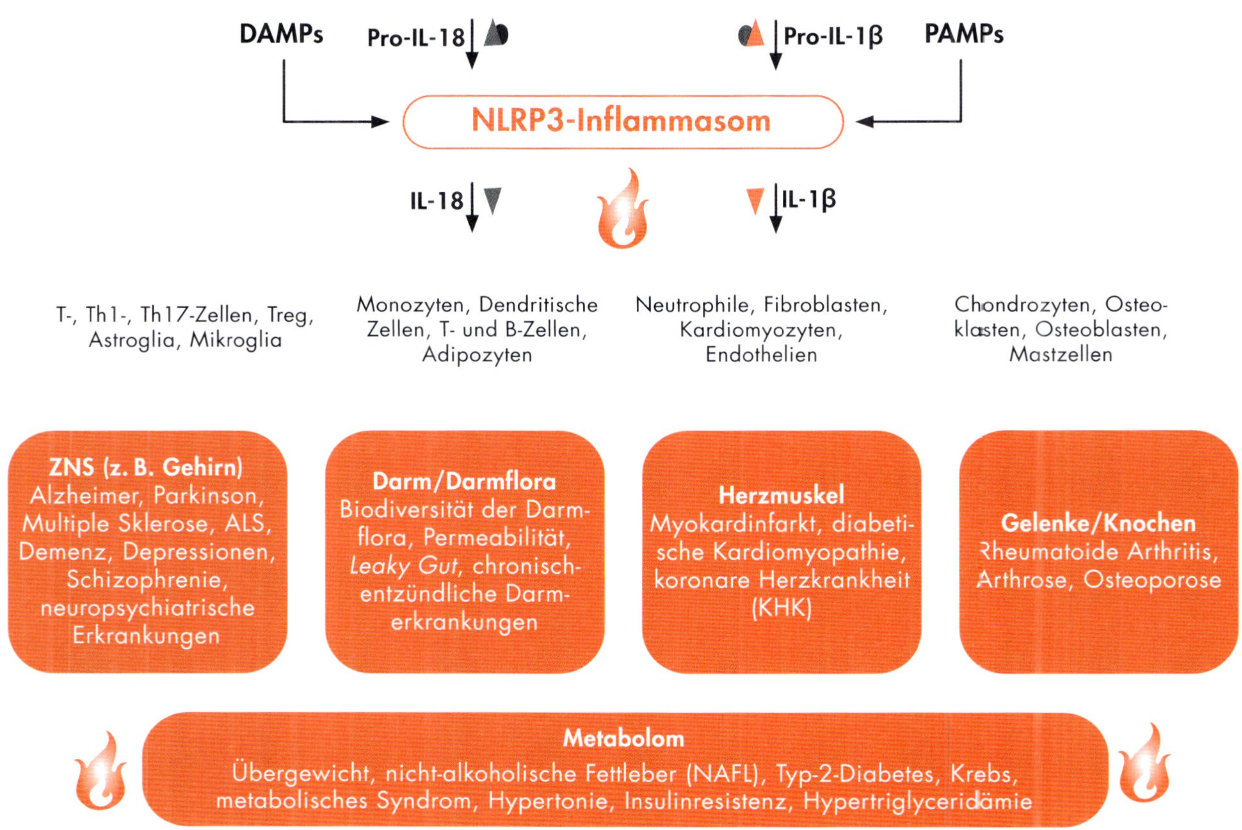

Abb. 9: Das NRLP3-Inflammasom und entzündliche Erkrankungen

Die Aktivierung des NLRP3-Inflammasoms begünstigt beispielsweise im Darm eine lokale Überproduktion von IL-1β mit vielfältigen Auswirkungen auf die Darmgesundheit: So werden etwa die Zusammensetzung der intestinalen Mikroflora sowie die Biodiversität des Darmmikrobioms verschlechtert.

SARS-CoV-2 kann in das ZNS eindringen und die Schwere eines Schädel-Hirn-Traumas (SHT) verstärken. Dabei spielen vor allem neuroinflammatorische Prozesse in Verbindung mit einer erhöhten Aktivität des NLRP3-Inflammasoms eine zentrale Rolle. Der durch das NLRP3-Inflammasom ausgelöste Zytokinsturm kann schwerste systemische Entzündungen hervorrufen – sogar mit tödlichem Ausgang. Als Zeichen der durch SARS-CoV-2 ausgelösten Aktivierung des NLRP3-Inflammasoms sind im Blutplasma der Infizierten erhöhte Spiegel der entzündungsfördernden Mediatoren IL-1β und IL-18 nachweisbar. Proteine des Virus, die sogenannten Viroporine (z. B. Viroporin 3a), können das NLRP3-Inflammasom aktivieren. Unter den weiteren Folgeerkrankungen einer COVID-19-Infektion, die mit dem NLRP3-Inflammasom in Verbindung stehen, sind vor allem schwere Entzündungen der Atemwege, der Haut, des Herz-Kreislauf-Systems, des Gastrointestinaltraktes und der Nieren zu nennen. In Bezug auf das ZNS konnten in einzelnen Fällen sogar schwere Entzündungen des Gehirns oder der Hirnhaut beobachtet werden. Bemerkenswert ist, dass es unter den von COVID-19-Betroffenen auch Fälle mit mildem oder moderatem Verlauf sowie Kinder gab.

In einer randomisierten Vergleichsstudie konnte man bei Adipösen mit einer niedriggradigen Entzündung (→ *Silent Inflammation*) unter der Supplementierung von täglich 2,7 g DHA eine bessere Wirkung auf das Hormon Adiponektin und den Entzündungsbotenstoff IL-18 beobachten als unter 2,7 g EPA, während bei den Parametern der Entzündung CRP, IL-6 und TNF-α kein Unterschied zwischen DHA und EPA bestand. In einer aktuellen Metaanalyse aus dem Jahr 2021 waren die antientzündlichen

Effekte von EPA und DHA auf Marker der Entzündung wie CRP, TNF-α und Adiponektin gleichwertig.

Die anti-inflammatorische Wirkung der Ω-3-Fettsäuren EPA und DHA beruht neben den oben diskutierten Prozessen auch auf der Hemmung des NLRP3-Inflammasoms, wie man bereits vor 20 Jahren nachweisen konnte. Die vermehrte Belastung mit IL-1β wird folglich reduziert und dadurch die Entzündungsreaktion unterbunden. Der Lipidmediator aus DHA, das Resolvin D1, kann beispielsweise die Aktivierung des NLRP3-Inflammasoms hemmen.

2. Der Antagonismus zur Arachidonsäure (ARA) durch Omega-3
Zum anderen wirken Omega-3-Fettsäuren in der Phase der Ausbildung einer Entzündung über Substrathemmung der Synthese pro-inflammatorischer Eicosanoide entgegen. Dabei verdrängen EPA und DHA die Arachidonsäure (ARA) kompetitiv von den eicosanoidbildenden Enzymen (z. B. COX, LOX). ARA ist ein Hauptbestandteil der Phospholipide von Entzündungszellen wie von Makrophagen. Ein höherer Gehalt an EPA begünstigt die Synthese von Eicosanoiden der Serien 3 und 5 (z. B. PGE_3, LTB_5), die gegenüber den aus ARA gebildeten Eicosanoiden weit geringer ausgeprägte bzw. keine pro-inflammatorischen Effekte zeigen.

Zum anderen spielen EPA und DHA über die Synthese von endothel- und epithelprotektiven Lipidmediatoren (z. B. Resolvine, engl. *to resolve,* »auflösen«) in der Phase der programmierten Auflösung bzw. Beendigung von Entzündungen eine überragende Rolle.

3. Die Klasse der Lipidmediatoren aus Omega-3
Über viele Jahrzehnte beschränkte sich unser Verständnis für Entzündungen auf die Rolle der pro-inflammatorisch wirkenden Mediatoren. Therapeutisches Ziel war es,

diese inflammatorischen Prostaglandine und Leukotriene durch entsprechende Medikamente zu hemmen. Erst vor Kurzem erkannte man, dass auf die pro-inflammatorische Phase ein genau gesteuerter Abklingprozess der Entzündung folgt. Diese Entzündungsauflösung ist aber kein passiver Prozess, wie man lange vermutet hatte, sondern findet durch einen perfekt koordinierten Wechsel der Lipidmediatorenklassen statt. Dabei entdeckte man die entzündungsauflösenden Lipidmediatoren, die als endogene Agonisten agieren, pro-inflammatorische Zytokine drosseln und anti-inflammatorischen Zytokine aktivieren, um eine Beendigung der Inflammation und eine Auflösung (Resolution) der Entzündung zu stimulieren.

Die Rückbildung einer Entzündung (Inflammation) ist also ein aktiver Prozess, der durch eine Vielzahl molekularer und zellulärer Mechanismen reguliert wird. In den meisten Fällen bildet sich eine akute Entzündung spontan zurück, und es wird der physiologische Gleichgewichtszustand im Gewebe wiederhergestellt. Die Resolution der Entzündung ist jedoch nicht nur die passive Auflösung von pro-inflammatorischen Signalen und Mediatoren am Ort des Entzündungsgeschehens, sondern vielmehr eine straff organisierte und vielschichtige aktive Antwort des Körpers. Findet diese Entzündungsauflösung nicht zeitgerecht statt, entstehen unerwünschte Gewebeschäden, die das Risiko für entzündliche Erkrankungen – in der Lunge das Risiko für Asthma bronchiale, ARDS, COPD oder Mukoviszidose und in anderen Organen das Risiko für Arteriosklerose, Diabetes mellitus, Krebs oder Morbus Alzheimer – erhöhen.

Weil entzündungsauflösende Lipidmediatoren sich sowohl in der Plazenta und im Nabelschnurblut als auch in der Muttermilch finden, haben diese Lipidmediatoren (z. B. Resolvine, Protektine) eine zentrale Bedeutung in der Prävention von entzündlich geprägten Atemwegserkrankungen beim Kind bereits in der Phase der Schwangerschaft.

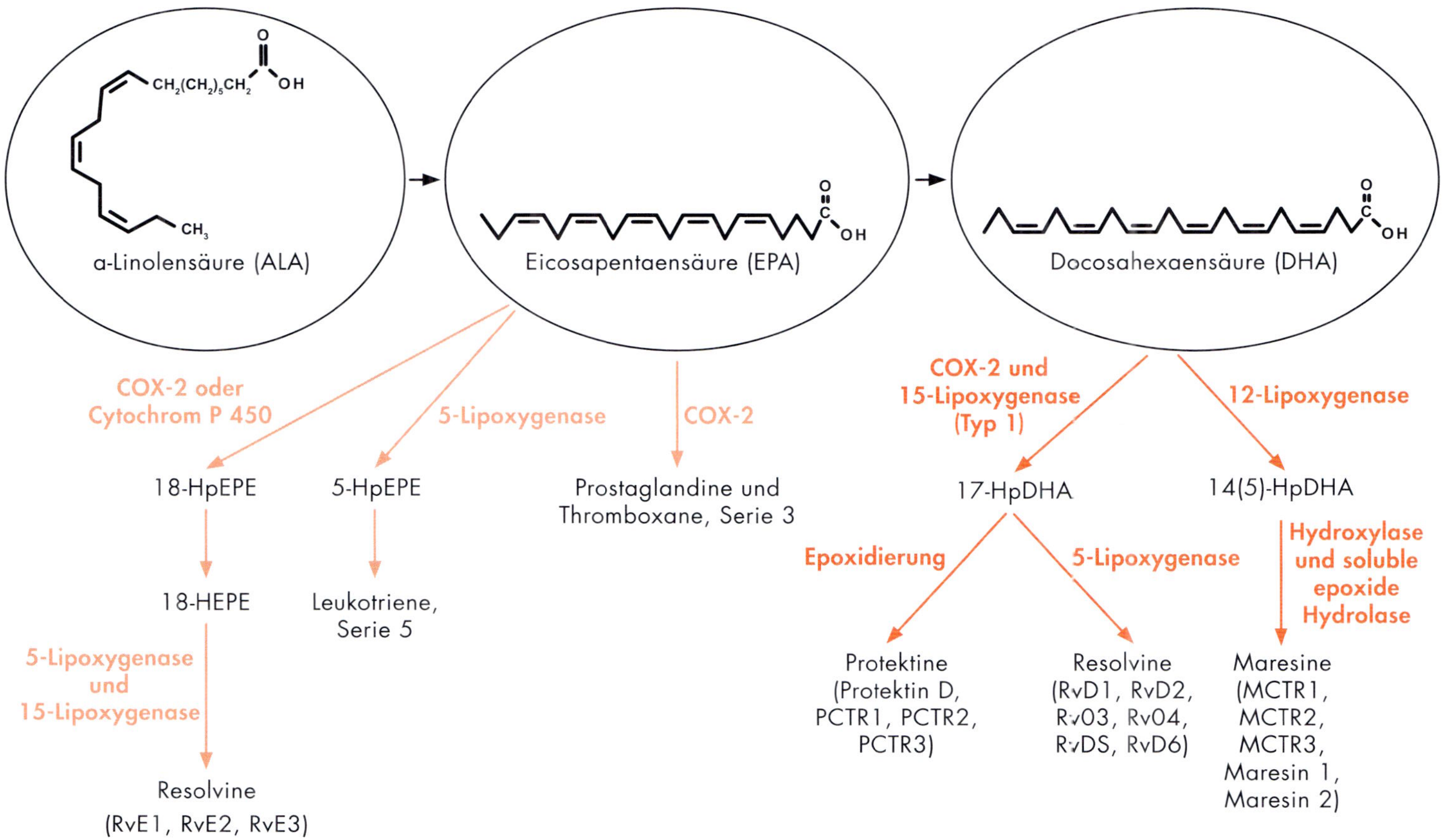

Abb. 10: Die Bildung von Pro-resolving Lipidmediatoren aus EPA und DHA, welche die Auflösung einer Entzündung fördern

Diese entzündungsauflösenden Lipidmediatoren werden in der Fachliteratur als Specialized Pro-resolving Mediators (SPMs) bezeichnet. SPMs gelten als Schlüsselmediatoren zur Beendigung von Infekten sowie zur Vermeidung und Linderung von entzündlich geprägten Erkrankungen.

Zu den wichtigen SPMs, die aus den langkettigen mehrfach ungesättigten Omega-3-Fettsäuren Docosahexaensäure (DHA) und Eicosapentaensäure (EPA) gebildet werden, gehören die Resolvine, Protektine und Maresine (siehe Abb. 10, S. 67). EPA und DHA sind über die Synthese von endothel- und epithelprotektiven Lipidmediatoren (z. B. Resolvine, engl. to resolve, »auflösen«) für die Phase der programmierten Auflösung bzw. für die Beendigung von Entzündungen wichtig (Heilungsphase).

3.1 Resolvine

Resolvine sind Lipidmediatoren, die nicht aus der Ω-6-Fettsäure Arachidonsäure (ARA), sondern durch enzymatische Spaltung aus den langkettigen mehrfach ungesättigten Ω-3-Fettsäuren EPA und DHA hervorgehen. Wie der Name schon sagt, handelt es sich bei Resolvinen um Lipidmediatoren, die durch Bindung an spezifische Rezeptoren ein Signal in die Zelle übertragen und dadurch eine Entzündungsauflösung (engl. *to resolve,* »auflösen«) fördern, indem sie beispielsweise die Anzahl der Leukozyten (z. B. Granulozyten, Makrophagen, Mastzellen) am Ort der Entzündung herunterregulieren und das betroffene Gewebe für eine Abheilung vorbereiten.

3.1.1 Resolvine der E-Serie

In einem ersten Schritt entsteht aus EPA über enzymatische Umwandlung 18Hp-EPE, das in HEPE umgewandelt wird und dann auf enzymatischem Weg über die 5-Lipoxygenase (5-LOX) zur Bildung der Resolvine der Serien E1, E2 und E3 (RvE1–3) führt. **Beispiel:** *Resolvin E1* kann die TNF-α-induzierte Aktivierung des Entzündungsfaktors NF-kappa-B hemmen. Die Unterdrückung der NF-κB-Signale gilt als elementarer Faktor für das Abklingen von Entzündungen und für die Entzündungshemmung bei chronisch-entzündlichen Erkrankungen der Lunge (z. B. Asthma). Bei bakteriellen Infektionen der Lunge steigert RvE1 über die Hemmung von NF-kappa-B die Beseitigung und Eliminierung (Clearance) von Bakterien. Bei viralen Infektionen wirkt RvE1 protektiv gegen die Entzündung im Lungengewebe.

3.1.2 Resolvine der D-Serie

In einem ersten Schritt entsteht aus DHA das Zwischenprodukt 17S-HpDHA (17S-Hydroperoxy-DHA). In der Folge wird 17S-HpDHA über das Enzym 5-Lipoxygenase (5-LOX) umgewandelt und fördert die Bildung der stark anti-inflammatorisch und entzündungsauflösend wirkenden Resolvine der Serien D1, D2, D3, D4, D5 und D6 (RvD1–6) (siehe Abb. 10, S. 67).

Beispiel: Die Aufhebung der unkontrollierten Aktivierung, Ansammlung (Akkumulation) und Einwanderung (Migration) von weißen Blutkörperchen (Leukozyten) an den Orten der Entzündung ist eine zentrale verletzungsbegrenzende Komponente in der natürlichen Abklingphase einer Inflammation. Resolvine verringern dabei die Ausbildung von Adhäsionsmolekülen, an die sich Leukozyten anheften und so in Epithelien und Endothelien gelangen. Auch die Entgiftung und Beseitigung (Clearance) dieser Immunzellen wird durch Resolvine gefördert. Diese Eigenschaften weisen vor allem die Resolvine D1 und D2 auf. In Makrophagen können die Resolvine D1 und D2 die Phagozytoseaktivität dieser Fresszellen erhöhen. Die B-Zell-abhängige Antikörperproduktion wird durch RvD1 gesteigert. RvD1 wird damit interessant für die Prävention und Therapie von Atemwegsinfektionen (z. B. COVID-19) und für die Entwicklung von Wirkungsverstärkern in Impfstoffen. Resolvine der Serie 13 (RvT) wurden vor Kurzem entdeckt, sie dürften eine wesentliche Rolle bei der Auflösung von bakteriell getriggerten Infektionen und Entzündungen spielen. Wie die genannten Beispiele eindrücklich zeigen, erfüllen Resolvine also sämtliche Kriterien der immunologischen Infektionsauflösung (z. B. Beseitigung der Infektionserreger, Wiederherstellung der physiologischen Gewebefunktion). Findet eine Entzündungsauflösung nicht zeitgerecht statt, entstehen unerwünschte Gewebeverletzungen, die das Risiko für chronisch-entzündlich geprägte Erkrankungen wie Atemwegserkrankungen (z. B. Allergien, Asthma bronchiale, COPD), aber auch für moderne Zivilisationserkrankungen (z. B. Arteriosklerose, Diabetes mellitus, Krebs und Multiple Sklerose) erhöhen und deren Schwere verstärken können.

3.2 Protektine

Sie gehören ebenfalls zu einer Gruppe lang wirkender lokaler Mediatoren, die wesentlich an der Resolution (Auflösung) der systemischen und chronischen bronchialen Entzündungsreaktion beteiligt sind.

3.2.1 Protektine der D-Serie

Protektine der D-Serie (PD 1–3) werden ebenfalls aus DHA gebildet – mittels enzymatischer 15-LOX-Aktivität über 17S-HpDHA. Wie der Name deutlich macht, wirken diese Lipidmediatoren protektiv, also schützend, auf Immunfunktionen und das neurale Gewebe.

Beispiel: Protektin D1 (PD1) wird auch Neuroprotektin D1 (NP D1) genannt, weil es insbesondere im Gehirn neuroprotektive (dem Schutz der Nervenzellen dienende) Eigenschaften entwickelt. Eine unzureichende Verfügbarkeit von NP D1 steht im Zusammenhang mit Störungen der Pigmentepithelzellen der Retina und Erkrankungen wie Morbus Alzheimer. Protektin D1 hemmt auch die Sekretion von TNF-α (siehe S. 141).

3.3 Maresine

Maresine (MaR1, MaR2) sind eine weitere Gruppe aus DHA abgeleiteter Lipidmediatoren, die aus DHA in Makrophagen (→ *Macrophage Mediator in Resolving Inflammation)* gebildet werden. In einem Tiermodell mit ARDS *(Acute Respiratory Distress Syndrome)* wurde eine Schutzwirkung von Maresinen auf die Lunge nachgewiesen.

Maresine reduzieren die neutrophile Migration (die Einwanderung von Leukozyten an Orte der Entzündung), die Belastung mit Entzündungsfaktoren, das Lungenödem und die Gewebshypoxie (Minderversorgung mit Sauerstoff). Maresine sind somit auch Schlüsselregulatoren für die Entzündungsantwort und verhindern gemeinsam mit anderen entzündungsauflösenden Lipidmediatoren eine Gewebszerstörung und Fibrose (krankhafte Vermehrung des Bindegewebes). Diese Lipidmediatoren haben vor allem die Aufgabe, die angeborene Immunantwort des Wirts zu stärken und auf diese Weise die mikrobielle Clearance zu beschleunigen.

4. Die Klasse der Endocannabinoide aus Omega-3

Vor Kurzem haben Forscher darüber hinaus nachgewiesen, dass EPA und DHA endogen in die Endocannabinoide Docosahexanoyl-Ethanolamid (DHA-EA) und Eicosapentaenoyl-Ethanolamid (EPA-EA) umgewandelt werden können. Letztere werden durch enzymatische Oxidation von Omega-3-Endocannabinoiden durch Cytochrom-P450-Epoxygenasen in die anti-inflammatorischen und vasoprotektiven Epoxide Epoxyeicosatetraensäure-Ethanolamid (EEQ-EA) und Epoxydocosapentaensäure-Ethanolamid (EDP-EA) transformiert (z. B. Gehirn, Peripherie). EEQ-EA und EDP-EA hemmen dosisabhängig Entzündungen, indem sie die Konzentration entzündungsfördernder Botenstoffe reduzieren sowie die Konzentration entzündungshemmender und neuromodulatorischer Botenstoffe steigern (→ Endocannabinoid-Signalweg). Diese Wirkung kann zum Teil durch die Interaktion mit Cannabinoid-2-Rezeptoren im Immunsystem erklärt werden.

DAS HERZ-KREISLAUF-SYSTEM

Herz-Kreislauf-Erkrankungen wie Bluthochdruck, Herzinsuffizienz, Herzinfarkt und Schlaganfall zählen nach wie vor zu den häufigsten Todesursachen in Deutschland und verantworten insgesamt über 40 % aller Sterbefälle. Darüber hinaus sind kardiovaskuläre Erkrankungen mit erheblichen individuellen Krankheitsfolgen verbunden und ziehen hohe gesellschaftliche Krankheitskosten nach sich. Deshalb sind hier die rechtzeitige Prävention und Therapie von besonderer Bedeutung. Die kardioprotektiven (herzschützenden) Effekte von EPA und DHA sind vor allem mit der klinisch günstigen Beeinflussung einer Reihe kardiovaskulärer Risikofaktoren erklärbar wie Blutdruck, Blutfette, Endothelfunktion, vaskuläre Inflammation, Herzratenvariabilität (HRV) und Thrombozytenaggregation. Dementsprechend zählen zu den vielfältigen kardioprotektiven Eigenschaften von EPA und DHA:

1. Antiarrhythmische Wirkung (z. B. Blockade von Natrium-Kanälen)
2. Steigerung der Integrität und Fluidität von Zellmembranen (Phospholipid-Doppelmembran)
3. Blutdrucksenkender Effekt, Interaktion mit spannungsabhängigen und von kalziumregulierten SLO1-Kalium-Kanälen, Verbesserung der NO-Bioverfügbarkeit sowie der endothelabhängigen Relaxation
4. Reduktion der Belastung mit entzündungsfördernden und atherogen wirkenden Zytokinen
5. Verbesserung der Herzfrequenzvariabilität (HRV)
6. Stabilisierung atherosklerotischer Plaques
7. Verbesserung der Herzmuskelleistung: Reduktion von NT-pro BNP und Steigerung der Auswurfleistung (links-ventrikuläre Ejektionsfraktion, LVEF)
8. Verringerung der Blutviskosität und verbesserte Blutrheologie (Fließverhalten des Bluts) sowie die Hemmung der Thrombozytenaggregation sowie die
9. Verbesserung des Blutfettmusters (vor allem die Senkung erhöhter Triglyceride)

Bemerkenswert ist zum Beispiel die Tatsache, dass ein 1-%-er Anstieg von EPA und DHA in den Erythrozyten mit einem signifikant (um 48 %!) reduzierten Risiko für akut lebensbedrohliche Arrhythmien des Herzens wie Kammerflimmern verbunden ist ($p = 0{,}037$). Untersuchungen zeigen, dass bereits nach kurzer Zeit unter der Supplementierung von EPA und DHA eine erhebliche Verbesserung der endothelialen Funktion und der Produktion von Stickstoffmonoxid (NO) erfolgt, wobei EPA hier nur eine untergeordnete Rolle zu spielen scheint.

GUT ZU WISSEN: Nach Prof. von Schacky ist die Verlängerung der Blutungszeit durch gesteigerten Konsum von EPA/DHA verglichen mit der Wirkung von 75–100 mg Acetylsalicylsäure (ASS) zu vernachlässigen.
ABER: Ω-3-Fettsäuren können keinesfalls eine Therapie mit Vitamin-K-Antagonisten (z. B. Marcumar) oder ASS ersetzen. Patienten, die wegen vorausgegangenen thromboembolischen Komplikationen mit einem Vitamin-K-Antagonisten behandelt werden, leben länger bei einer guten Versorgung mit EPA/DHA, bluten aber nicht häufiger als solche mit niedrigerem Omega-3-Index. Für kardiovaskuläre Patienten, die praktisch alle ASS einnehmen, gilt das Gleiche. Da man bei hohen Dosierungen von EPA/DHA über einen langen Zeitraum einen Anstieg der Blutungskomplikationen im Jahr um 0,1 % beobachtet hat, wird von einem Omega-3-Index > 16 % abgeraten!

Metaanalysen beschreiben den guten blutdrucksenkenden Effekt von Ω-3-Fettsäuren. Die Supplementierung von Omega-3 (z. B. 2,5 g EPA/DHA pro Tag) im Vergleich zu Placebo führte zu einer signifikanten Senkung des systolischen Blutdrucks von – 4,51 mmHg und ebenfalls zu einer signifikanten Senkung des diastolischen Blutdrucks von – 3,05 mmHg. Eine weitere Metaanalyse mit über 500 000 Teilnehmern belegt, dass eine gute Versorgung mit Ω-3-Fettsäuren (HS-Omega-3-Index® > 8 %) das Risiko für einen Schlaganfall deutlich reduziert. Studien zufolge wird das Herzinfarktrisiko allgemein durch Ω-3-Fettsäuren (z. B. ≥ 2 000 mg EPA/DHA pro Tag) nahezu halbiert.

KAPITEL 6 | OMEGA-3 IN PRÄVENTION UND THERAPIE

Langkettige maritime Omega-3-Fettsäuren EPA und DHA und deren Metabolite sind wichtige Bestandteile aller Phospholipide der Zellmembranen. Phospholipide aus Blutzellen (Neutrophilen, Monozyten und Lymphozyten) von Menschen mit typischer westlicher Ernährungsweise beinhalten 10–20 % Fettsäuren aus Arachidonsäure (ARA = Omega-6) und 0,5–1 % EPA sowie 2–4 % DHA (Omega-3). In der Primärprävention, das heißt, wenn der Entwicklung einer Krankheit vorgebeugt werden soll, sollte das Verhältnis von Omega-6- zu Omega-3-Fettsäuren bei unter 5 liegen.

In der Sekundärprävention, wenn eine Erkrankung also bereits ausgebrochen ist, sollte das Verhältnis von Omega-6- zu Omega-3-Fettsäuren bei unter 3 liegen, um durch die Supplementierung von EPA und DHA Entzündungsprozesse zu reduzieren und Beschwerden zu lindern. EPA und DHA wirken anti-inflammatorisch, regulieren die Aktivierung der genetischen Information zur Ausbildung von Strukturen und Funktionen der Zelle und damit den gesamten Stoffwechsel, verbessern die Mikrozirkulation und den Sauerstofftransport im Blut, senken Triglyceride, schützen unsere Gefäße, steigern die Konzentrationsfähigkeit und beugen verschiedenen Zivilisationskrankheiten wie Herzinfarkt, Schlaganfall und Krebs vor. Die multiplen gesundheitsfördernden Effekte von EPA und DHA bestehen in sämtlichen Lebensphasen.

OMEGA-3 IN DEN EINZELNEN LEBENSPHASEN

Schwangerschaft: Nachhaltige Prävention beginnt im Mutterleib

Vor der Ovulation, während der Schwangerschaft sowie in der Stillzeit ist unter präventivmedizinischen Aspekten eine optimale Versorgung mit DHA und EPA besonders wichtig. Denn die konsequente Supplementierung von DHA und EPA bereits vor der Ovulation kann das Risiko einer aggressiven Th1-Antwort des Immunsystems gegenüber der befruchteten Eizelle reduzieren und damit – durch die Steigerung der immunologischen Th2-Antwort im Sinne einer Toleranz – eine Abstoßung vermeiden helfen. Auch die Fortpflanzungsfähigkeit kann bei Frauen im fortgeschrittenen Alter (z. B. Alter: 35–40 Jahre) durch die Supplementierung von DHA und EPA noch verbessert werden. Beim Mann werden die Qualität des Spermas und die Spermienbeweglichkeit durch DHA und EPA signifikant gesteigert und damit insgesamt die Chance auf eine erfolgreiche Schwangerschaft. Es verwundert daher nicht, dass der Einsatz von DHA und EPA auch in der Fertilitätstherapie zu den wesentlichen unterstützenden Maßnahmen zählt.

WICHTIG: Die aktuelle diätetische Versorgung mit Ω-3-Fettsäuren ist bei Schwangeren und Stillenden besonders schlecht, was sich bei diesen an einem HS-Omega-3-Index® < 6 % zeigt. Trotz der enormen Bedeutung für eine gesunde Schwangerschaft und Stillzeit supplementieren derzeit (laut Untersuchungen der LMU) nur etwa 11,5 % der Schwangeren regelmäßig Ω-3-Fettsäuren.

Frauen, die schwanger werden wollen oder bereits schwanger sind, empfehle ich daher eine tägliche Supplementierung von etwa 2 000 mg EPA/DHA, was auch durch die Ergebnisse aktueller Studien bestätigt wird. Gemäß diesen Studien verringert die Supplementierung von Ω-3-Fettsäuren während der Schwangerschaft das Risiko für Kleinkinder, an persistierenden Atembeschwerden oder Asthma zu erkranken, um bis zu 54 %. Auch das Risiko für allergische Hauterkrankungen wird deutlich reduziert. Nach einem aktuellen Cochrane Review von 70 randomisierten Studien an 19 927 Frauen ist die regelmäßige Supplementierung von Ω-3-Fettsäuren in der Schwangerschaft mit einem um 11 %, also erheblich reduzierten Risiko für eine Frühgeburt (vor der 37. SSW), mit einem um 42 % signifikant verringerten Risiko für eine noch frühere Geburt (vor der 34. SSW) und mit einem um 10 %, also ebenfalls deutlich reduzierten Risiko, ein Baby mit einem niedrigen Geburtsgewicht unter 2 500 Gramm zu bekommen, vergesellschaftet.

Frühkindliche Entwicklung

Bekanntlich ist DHA zum einen ein unentbehrlicher Baustein der Membran von Nervenzellen (z. B. Gehirn, Retina), und zum anderen ein Baustein des Phospholipids Phosphatidylserin, das an der Freisetzung und Synthese von Neurotransmittern (z. B. Dopamin) sowie an synaptischen Aktivitäten beteiligt ist. Dementsprechend wirkt sich die Anreicherung von DHA während des Fetalstadiums und im frühen Säuglingsalter auf die kognitiven und motorischen Funktionen sowie die Sehfähigkeit des Kindes aus. Auch das Risiko für Schwangerschaftskomplikationen (z. B. Präeklampsie, Frühgeburt) kann durch DHA und EPA beträchtlich gesenkt werden. Deshalb ist die Supplementierung von DHA und EPA während der Schwangerschaft und Stillzeit für die frühkindliche Entwicklung entscheidend.

Kindesalter

Auch im weiteren Kindesalter ist eine adäquate Supplementierung mit den Gehirnfettsäuren DHA und EPA wichtig für die Entwicklung des Verhaltens und Lernvermögens. Das scheint auch der Entwicklung von neuropsychiatrischen Erkrankungen wie der Aufmerksamkeitsdefizit-Hyperaktivitätsstörung (ADS und ADHS) vorzubeugen.

Mittleres und höheres Lebensalter

Eine hohe psychische und physische Leistungsfähigkeit bis ins fortgeschrittene Alter steht bei den meisten Menschen ganz oben auf ihrer persönlichen Wunschliste, um möglichst lange selbstständig in der gewohnten Umgebung leben zu können. Durch die moderne medizinische Versorgung und die Verbesserung der Lebensbedingungen hat sich die mittlere Lebenserwartung der Europäer in den letzten 100 Jahren nahezu verdoppelt. Während in Deutschland zu Beginn des letzten Jahrhunderts der Anteil der über 60-Jährigen noch 5 % betrug, sind es gemäß Angaben des Statistischen Bundesamtes gegenwärtig bereits 26 %, und für das Jahr 2030 rechnet man damit, dass bis zu 36 % der Bevölkerung das 60. Lebensjahr überschritten haben werden.

Während früher über zwei Drittel der Menschen an Infektionen starben, sterben heute etwa 70 % an Alterskrankheiten. Die bisher älteste Person der Welt wurde 122 Jahre alt. Laut der modernen Altersforschung kann der Mensch gegenwärtig ein maximales Alter von etwa 140 Jahren erreichen. Lebensverlängerung ist allerdings nicht immer gleichbedeutend mit Lebensqualität, aber gerade Lebensqualität und Vitalität machen das Alter lebenswert.

Altern ist ein progressiver biologischer und zeitabhängiger Prozess, der sich im Spannungsfeld der Erbanlagen, multipler Umwelteinflüsse und von Lebensstilfaktoren (z. B. Ernährung, körperliche Aktivität) entwickelt. Die Ergebnisse zahlreicher epidemiologischer Studien legen nahe, dass Langlebigkeit von unseren Genen wenig beeinflusst wird. Gene bestimmen unsere Lebenserwartung nur zu etwa 30 %. Die restlichen 70 % bestimmen vor allem drei Faktoren: gesunde Ernährung ohne Mikronährstoffdefizite, regelmäßige körperliche Aktivität und soziale Kontakte. Studien aus dem Bereich der Epigenetik zeigen, dass bereits der Stoffwechsel der Mütter während der Schwangerschaft darüber entscheidet, ob die Kinder später einen Altersdiabetes entwickeln oder nicht.

Inflammaging und ihr seneszenz-assoziierter sekretorischer Phänotyp (SASP) können ausgelöst werden durch verschiedene Zellstressoren, dazu gehören reaktive Sauerstoffspezies (ROS), DNA-Schäden wie auch der Verlust der Telomerase, was in gesteigertem oxidativem Stress, zunehmender mitochondrialer Dysfunktion, zellulärer Seneszenz und Apoptose mündet. Wie zahlreiche Studien belegen, wird der Prozess des pathologischen Alterns vor allem durch zwei dynamische koexistierende Prodrome (Krankheitsvorstadien) getragen, die mit einem zunehmenden Mobilitäts- und Funktionalitätsverlust assoziiert sind: eine altersabhängige Verschlechterung des Immunsystems (Immunoseneszenz) sowie eine sich langsam entwickelnde niederschwellige, aber persistierende gewebebezogene und systemische Entzündung (Inflammageing oder Oxi-Inflammaging; siehe Abb. 11).

GUT ZU WISSEN: Inflammaging hat gravierende Auswirkungen auf die Zusammensetzung der Körperzellen. Ab dem 30. Lebensjahr baut der Mensch bekanntlich bis zu 1 % seiner Muskulatur pro Jahr ab. Dabei werden die Muskelzellen nach und nach in Fettgewebe umgewandelt. Erkrankungen, Operationen und Traumata mit konsekutiver Immobilisierung können den Prozess des Muskelabbaus zusätzlich beschleunigen. Proinflammatorische Zytokine wie IL-6 oder TNF-α begünstigen diesen Prozess. Ohne regelmäßige körperliche Aktivität (z. B. medizinisches Krafttraining) und gute Versorgung mit Ω-3-Fettsäuren verlieren die Betroffenen schleichend bis zum 80. Lebensjahr an die 50 % ihrer Muskelmasse – mit fatalen Folgen!

Subklinische Entzündungsprozesse sind bekanntlich an der Pathogenese und Progression von Alterungsprozessen und zahlreichen altersbedingten Erkrankungen wie Demenz, Typ-2-Diabetes oder Krebs wesentlich beteiligt. Es verwundert daher nicht, dass die antientzündlichen und antiseneszenten Eigenschaften der Ω-3-Fettsäuren ei-

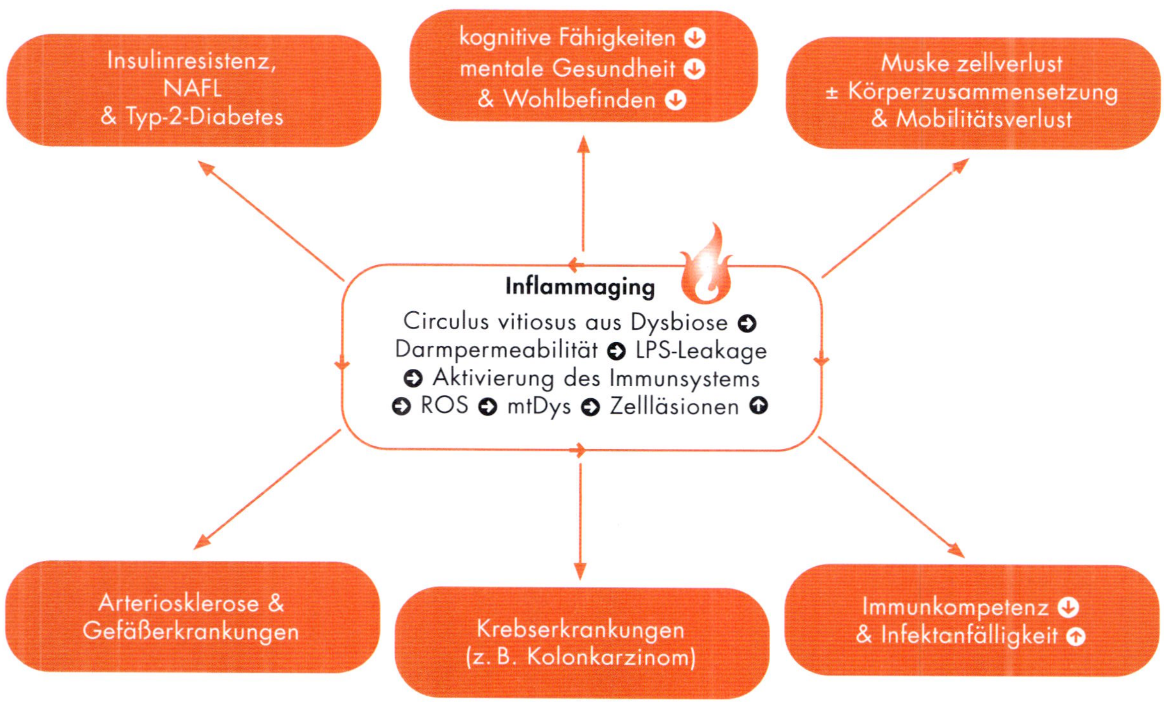

Abb. 11: Die zentrale Rolle von Entzündung bei Alterungsprozessen

nen dominierenden Stellenwert in der Prävention und Therapie entzündlich geprägter altersbedingter Erkrankungen einnehmen. Dabei spielen Veränderungen in der Fettsäurenzusammensetzung zellulärer Membranen, die sich funktionell auswirken, die Genexpression von Signalmolekülen der Entzündung, Interaktionen mit Membran- und intrazellulären Rezeptoren sowie die Synthese einer Vielzahl biologisch aktiver Metabolite eine Rolle.

Die essenziellen langkettigen maritimen Ω-3-Fettsäuren EPA und DHA sind lebenswichtige Bausteine jeder Zellmembran des menschlichen Körpers und dementsprechend bedeutungsvoll für die Integrität und Funktionalität jeder Körperzelle in jeder Lebensphase. Die multiplen gesundheitsfördernden Effekte von EPA und DHA bestehen in sämtlichen Lebensphasen. Einerseits tragen sie effizient zur Prävention verschiedener Erkrankungen bei, die mit zunehmendem Lebensalter gehäuft auftreten. Andererseits steuern sie Prozessen wie dem Oxi-Inflammaging entgegen, die mit dem biologischen Altern verbunden sind. Für EPA und DHA wird unabhängig von ihrem Beitrag zur Prävention definierter Erkrankungen ein günstiger Einfluss auf zahlreiche Prozesse des biologischen Alterns diskutiert. So wirken DHA und die aus ihr gebildeten Lipidmediatoren, die sogenannten Neuroprotektine, kognitiven Funktionsverlusten während des normalen biologischen Alterns entgegen.

Auch unsere Lebenszeituhr wird beeinflusst. Telomere sind vergleichbar mit Uhren, die das Alter der Zelle mitzählen und anzeigen. Ihre Länge ist allerdings nicht nur mit der Anzahl der Zellteilungen, sondern auch mit der Gesundheit des Organismus verknüpft. Eine gesunde Lebensweise und adäquate Versorgung mit EPA und DHA geht dabei in der Regel mit langen Telomeren einher. Es ist daher nicht verwunderlich, dass im Zellkern eine umgekehrte Beziehung besteht zwischen der Verkürzung der Telomere als Indikator der Zellalterung und der diätetischen Versorgung mit EPA und DHA.

ERKRANKUNGEN VON A BIS Z

Allergische Erkrankungen (z. B. Neurodermitis, Asthma)

Die Häufigkeit des Auftretens der Neurodermitis ist in den vergangenen zehn Jahren sprunghaft angestiegen. Nach aktuellen Schätzungen leiden bereits 3 % der Erwachsenen und bis zu 20 % der Kinder in Deutschland unter dieser chronischen und in der Regel in Schüben verlaufenden Hauterkrankung. Bis zu 60 % der betroffenen Kinder entwickeln durch einen sogenannten Etagenwechsel später allergisches Asthma. Studien an Kindern mit Neurodermitis zeigen, dass der gezielte Einsatz von immunmodulierend und antientzündlich wirkenden Nährstoffen, wie Ω-3-Fettsäuren und/oder Vitamin D, die Symptome (z. B. Entzündung, Juckreiz) lindern sowie den Krankheitsverlauf signifikant positiv beeinflussen können. Auch das Risiko einer Verlagerung hin zum Asthma lässt sich dadurch verringern. Das komplexe Krankheitsgeschehen der Neurodermitis dürfte auf einem Zusammenspiel von genetischen Faktoren, Störungen des Immunsystems und Umwelteinflüssen beruhen. Eine wesentliche Rolle spielt dabei die erblich bedingte Neigung des Immunsystems, auf Allergene aus der Nahrung (z. B. Steinobst) und Umweltstoffe (z. B. Pollen) überempfindlich zu reagieren.

Diese Veranlagung bezeichnet man auch als Atopie. Atopische Erkrankungen äußern sich vor allem auf der Haut (z. B. als Neurodermitis) und an den Schleimhäuten der Atemwege (z. B. als allergisches Asthma) und des Verdauungstrakts, also überall dort, wo der Körper mit der Umwelt in Kontakt kommt. Ω-3-Fettsäuren und/oder Vitamin D haben bei Neurodermitis eine regulierende Funktion auf die gestörte Aktivität der Immunzellen, die an den entzündlichen Prozessen in der Haut beteiligt sind. Der Neurodermitis-Score (SCORAD), der zur objektiven Beurteilung der entzündlichen Hauterkrankung erfasst wird, kann durch die Supplementierung von EPA/DHA um bis zu 50 % reduziert werden.

Atemwegserkrankungen, virale (z. B. COVID-19, Influenza)

Bei einer akuten, schweren Infektion mit Influenza-H5N1 hat der DHA-Lipidmediator Protektin D1 (PD1) das Potenzial, die Virusreplikation (Virenvermehrung) zu hemmen und die Überlebenschancen zu verbessern sowie den Verlauf der Infektion zu erleichtern. Im Tierversuch wurde gezeigt: Je höher die Pathogenität des Virus und je virulenter der Virenstamm, desto niedriger ist der PD1-Wert. Diese Tierstudie lässt vermuten, dass der endogene Lipidmediator PD1 die Replikation von Influenzaviren unterdrückt und möglicherweise vor einer tödlich verlaufenden Influenza-Virusinfektion schützen könnte. Immunrelevante Nährstoffe wie EPA und DHA steigern auch die physiologische und psychische Resilienz, insbesondere die endotheliale und neuronale Widerstandskraft gegen das Coronavirus. Der Lipidmediator Resolvin D1 kann zudem die Expression des ACE2 (Angiotensin-konvertierendes Enzym 2, Rezeptor für verschiedene Coronaviren) reduzieren. In einer ersten Interventionsstudie an 128 kritisch kranken Patienten mit COVID-19 konnte die tägliche Supplementierung von 1 000 mg Ω-3-Fettsäuren die 1-Monatssterblichkeit auf der Intensivstation signifikant reduzieren sowie Lungen- und Nierenfunktionsparameter verbessern. Auch in der Therapie von Koagulopathien und Corona-Burn-out (Corona-Fatigue), die noch Wochen nach einer Infektion mit SARS-CoV-2 bei den Betroffenen als Long-COVID lange Schatten werfen können, ist die Supplementierung von EPA/DHA hilfreich.

Augenerkrankungen

Bereits im Mutterleib sind DHA und EPA für die gesunde Entwicklung des Gehirns sowie die Retinafunktion des Kindes bestimmend. DHA ist zum Beispiel ein wesentlicher struktureller und funktioneller Bestandteil der Membranen von Nervenzellen – im Gehirn und in der Retina. DHA ist ein Baustein des Phospholipids Phosphatidylserin, das unter anderem ein wichtiger Baustein der Membran der Mitochondrien (»Energiekraftwerke« der Zellen) und darüber hinaus an der Freisetzung von Neurotransmittern und an synaptischen Aktivitäten beteiligt ist. Dementsprechend wirkt sich die Anreicherung von DHA in Gehirn und Retina während des Fetalstadiums und im frühen Säuglingsalter positiv auf die kognitiven und motorischen Funktionen sowie die visuellen Fähigkeiten des Kindes aus.

Im Erwachsenenalter wirken EPA und DHA aufgrund ihrer antientzündlichen und gefäßprotektiven Eigenschaften schützend gegenüber unterschiedlichen Erkrankungen, darunter auch die altersbedingte Makuladegeneration. Im Durchschnitt weisen bis zu 20 % der 65- bis 74-Jährigen Frühformen der Erkrankung auf.

Da die Therapiemöglichkeiten zum gegenwärtigen Zeitpunkt begrenzt sind, ist eine wirksame Vorbeugung dringend erforderlich. Wie aktuelle Studien zeigen, lässt sich der Krankheitsverlauf der AMD durch die regelmäßige ergänzende Einnahme der Ω-3-Fettsäuren EPA und DHA und der Makulapigmente Lutein, Zeaxanthin und Astaxanthin positiv beeinflussen und die Sehkraft sogar verbessern. Beim trockenen Auge (Sicca-Syndrom) sind EPA und DHA ebenfalls wirksam und lindern Symptome wie Augenjucken oder Fremdkörpergefühl.

Makuladegeneration (AMD)

Zahlreiche altersbedingte Veränderungen sind mit Störungen im Fettsäurestatus verbunden, wobei vor allem die Fettsäure DHA aufgrund ihrer spezifischen Rolle für die Augen- und Hirnfunktionen im Vordergrund stehen dürfte.

So zeigen verschiedene Studien eine Verminderung der altersbedingten Makuladegeneration um ca. 40–70 % durch regelmäßigen Fischkonsum bzw. durch die Einnahme von EPA und DHA. Bei Augenerkrankungen wie AMD beeinflussen die Omega-3-Fettsäuren EPA und DHA den inflammatorischen Signalweg NF-κB und begünstigen die Verfügbarkeit von antientzündlich wirkenden und entzündungsauflösenden (engl. *pro-resolving*) Lipidmediatoren wie Resolvinen und Protektinen.

In einer aktuellen Studie der Universität Leipzig (LUTEGA-Studie) wurde der Effekt einer täglichen Einnahme eines Nahrungsergänzungsmittels mit einer Kombination aus Lutein, Zeaxanthin und Ω-3-Fettsäuren untersucht. Im Vergleich zu Placebo konnte ein signifikanter Anstieg der Makulapigmentdichte beobachtet und damit das Voranschreiten der Makuladegeneration erheblich verlangsamt bzw. zum Teil gestoppt werden. Auch die Sehkraft der Studienteilnehmer hatte sich unter der Kombination von Lutein, Zeaxanthin und Ω-3-Fettsäuren stabilisiert und leicht verbessert. Allerdings muss man an dieser Stelle erwähnen, dass in der LUTEGA-Studie, wie auch in vielen anderen Studien (z. B. AREDS-2), die Tagesdosis von Ω-3-Fettsäuren zu niedrig gewählt wurde.

Anders in einer englischen Studie des Research & Educational Institute Ophthalmos aus dem Jahr 2015 an Patienten mit milder bis moderater AMD: In dieser Studie bekamen die Studienteilnehmer 5 g EPA/DHA am Tag. Unter dieser hohen Supplementierung kam es innerhalb von 4,5 Monaten zu einer deutlich erkennbaren Verbesserung der Sehstärke von mehr als einer Linie im Sehtest. Die größte Verbesserung von ≥ 15 Buchstaben im Sehtest erreichten die Patienten, die sogar 5–7,5 g EPA und DHA supplementierten und einen ARA/EPA-Quotienten von < 2 aufwiesen. Auch Patienten mit ausgeprägter AMD konnten innerhalb von wenigen Monaten noch eine deutliche Verbesserung ihrer Sehfähigkeit erzielen. Diese Studie betont nochmals, wie wichtig eine ausreichend hohe Dosierung von EPA und DHA ist sowie die entsprechende Laborkontrolle in Form der beiden Parameter ARA/EPA (Ziel: < 2) sowie des Omega-3-Index (Ziel: > 8–11%).

Trockenes Auge

Wer täglich mehrere Stunden vor dem Bildschirm sitzt oder auf sein Smartphone starrt, muss aufgrund der unnatürlich starken Beanspruchung seiner Augen damit rechnen, dass er wie viele andere an einer Zivilisationskrankheit, dem Office-Eye-

Syndrom bzw. dem trockenen Auge, erkrankt. In unserem Land sind über 14 Millionen Menschen davon betroffen. Diese Erkrankung äußert sich unter anderem durch Augenrötung, Brennen, Druckgefühl, Lichtempfindlichkeit, Müdigkeits- und Trockenheitsgefühl. Um diesen Symptomen entgegenzuwirken, hat sich in der Prävention und der Therapie des trockenen Auges die Supplementierung von EPA/DHA bewährt. Diese Ω-3-Fettsäuren verbessern die Osmolarität des Tränenfilms, steigern die Tränenfilm-Aufreißzeit und reduzieren im Tränenfilm Entzündungsmarker wie Matrix-Metalloproteinase 9 (MMP-9). Auch der OSDI-Score, der die subjektiven Beschwerden der Patienten erfasst, wird durch EPA/DHA deutlich gesenkt. In mehreren aktuellen Metaanalysen von randomisierten Studien führte die Supplementierung von EPA/DHA im Vergleich zu Placebo zu einer erheblichen Linderung der Symptome des trockenen Auges (z. B. Brennen, Trockenheitsgefühl), zur Verbesserung der Integrität des Augenhintergrundes mittels Fluorescein-Angiografie, der Tränenfilm-Aufreißzeit sowie des Schirmer-Tests. Letzterer ermöglicht eine objektive Messung der Tränenproduktionsmenge des Auges mithilfe eines Filterpapierstreifens.

Autoimmunerkrankungen, entzündliche (z. B. Multiple Sklerose, Hashimoto-Thyreoiditis)

Nach aktuellen Schätzungen sind in Deutschland bis zu 220 000 Menschen von Multipler Sklerose betroffen, jährlich kommen bis zu 5 000 Neuerkrankungen hinzu. Chronisch-entzündliche Prozesse verursachen bei MS eine fortschreitende Schädigung der Myelinhüllen der Nerven, verbunden mit zunehmenden Störungen der neuronalen Signalübertragung. In Abhängigkeit von der Lokalisation der Entzündungsherde kann ein breites Spektrum an progredienten (fortschreitenden) neurologischen Symptomen auftreten. Dazu zählen vor allem Seh- und Augenbewegungsstörungen, Blasen-/Darmstörungen, Depressionen, Sensibilitätsstörungen, Taubheitsgefühle, neurokognitive Einschränkungen, Störungen der Bewegungskoordination sowie eine zunehmende psychische und physische Erschöpfbarkeit (→ MS-bedingte Fatigue).

Die frühe Phase der Erkrankung ist gekennzeichnet durch eine massive Leukozyteninfiltration mit T-Helferzellen (z. B. CD4+) und die Aktivierung von Mikrogliazellen. Letztere führen zur Demyelinisierung von Axonen, zur neuroaxonalen Degeneration und zur Hirnatrophie, die schließlich den entzündlich progredienten Krankheitsverlauf der Multiplen Sklerose (MS) dominieren. Myelin ist eine Biomembran, die Axone von Nervenzellen in mehreren Lagen umhüllt. Die Zerstörung der Myelinschicht ist bei MS das Ergebnis einer komplexen Kette zellulärer und molekularer Interaktionen, ausgehend von einer inflammatorischen Infiltration.

Anti-inflammatorische Kost und EPA/DHA

Seit den Ernährungskonzepten von Max Bircher-Benner (Frischkost), Johanna Budwig (antientzündliche Diät) und Joseph Evers (arachidonsäurearme, naturbelassene Vollwertkost) haben ernährungstherapeutische Konzepte in der Therapie von chronisch-entzündlich geprägten Erkrankungen einen hohen Stellenwert. Die typisch westlich orientierte Industriekost – reich an gesättigten tierischen Fetten (SAFA) und raffinierten Kohlenhydraten – begünstigt eine postprandiale (»nach einer Mahlzeit«) Inflammation, die bekanntlich mit der Entwicklung einer Vielzahl von Erkrankungen (z. B. Multiple Sklerose, Diabetes mellitus, Rheuma) assoziiert ist. Ein hoher Fettkonsum, insbesondere von gesättigtem Fett (SAFA), sowie ein geringer Verzehr von Fisch und frischem Gemüse und Obst korreliert in epidemiologischen Untersuchungen mit der Inzidenz der Multiplen Sklerose. Mit der typisch westlich orientierten Industriekost (z. B. Rind, Schwein) werden zu viele Ω-6-Fettsäuren (z. B. Arachidonsäure) verzehrt. Das führt zu einer Disbalance zwischen Ω-6- und Ω-3-Fettsäuren. Der hohe Konsum von prozessierten Fertigprodukten führt zu einer Dominanz der Ω-6-Fettsäuren und zur gefährlichen Verschiebung des Fettsäurequotienten (Verhältnis Omega-6 : Omega-3) in Richtung 15–17 : 1 (bis zu 50 : 1). Der hohe Anteil von Ω-6-Fettsäuren behindert nicht nur die enzymatische Metabolisierung der Ω-3-Fettsäuren, sondern begünstigt auch die Entstehung entzündlich geprägter Zivilisationskrankheiten (siehe Abb. 12).

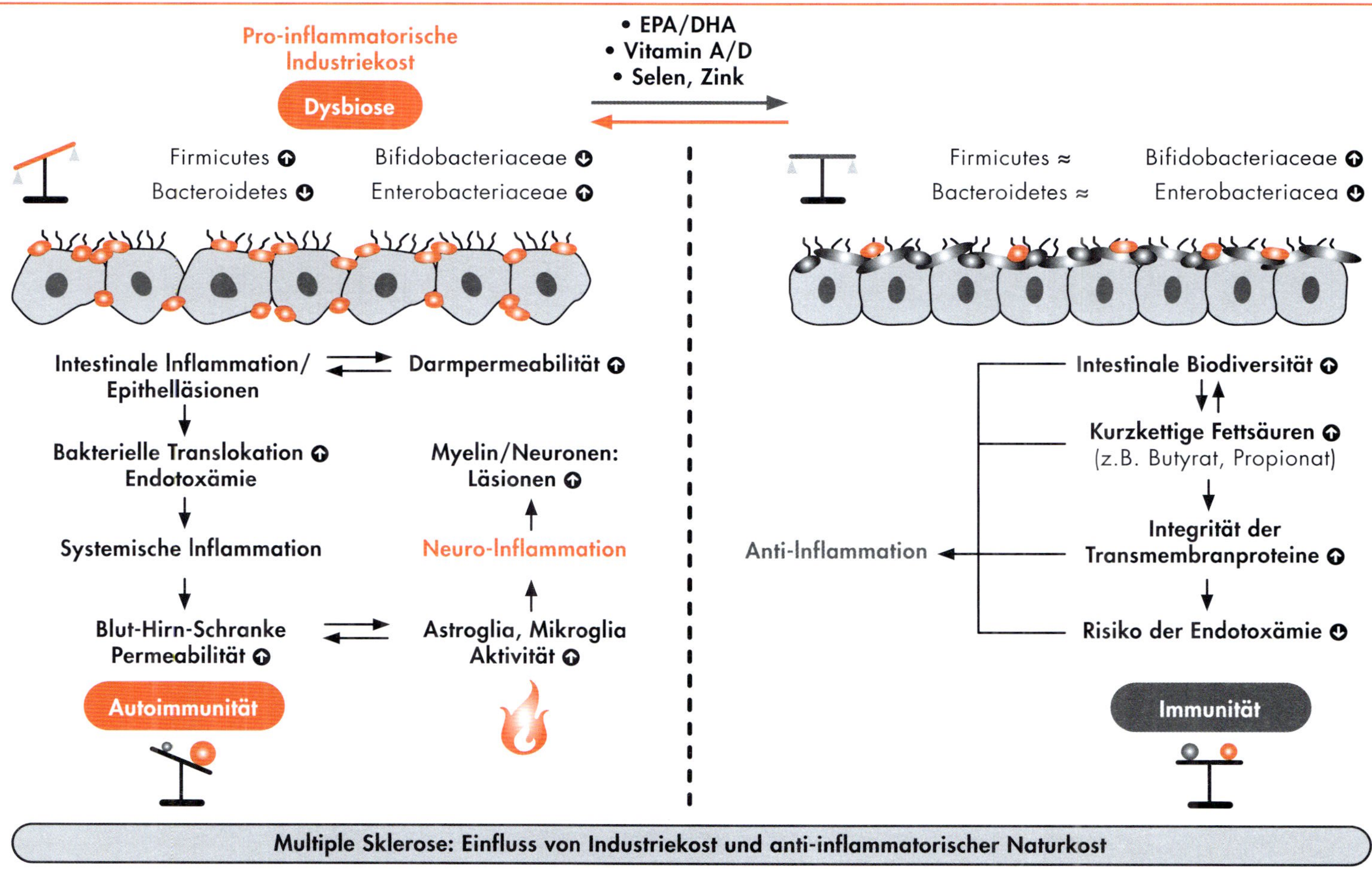

Abb. 12: Darmgesundheit und antientzündliche Nährstoffe

Bereits Anfang der 1990er-Jahre haben Diätstudien des amerikanischen Neurologen Dr. Roy Swank gezeigt, dass durch eine konsequente Reduktion gesättigter tierischer Fette (SAFA < 15 g/Tag) und die Erhöhung der Aufnahme essenzieller mehrfach ungesättigter Fettsäuren wie EPA und DHA die Exazerbationsrate (Rate der Verschlechterung) und die Schubfrequenz bei MS reduziert werden können. Die Supplementierung von Ω-3-Fettsäuren unterstützt zudem eine physiologische Darmflora und eine intakte Darmbarriere, da EPA/DHA die Biodiversität der Darmflora fördern. EPA/DHA sind zudem in der Lage, eine gesunde Firmicutes-/Bacteroidetes-Ratio wiederherzustellen und die Menge von Bakterien, die zu einer vermehrten Bildung anti-inflammatorisch wirkender kurzkettiger Fettsäuren (z. B. Butyrat, Propionat) beitragen, zu erhöhen. Die antioxidativen und anti-inflammatorischen Effekte von EPA/DHA im Darm werden zusätzlich gesteigert, indem Ω-3-Fettsäuren die Verfügbarkeit von N-Carbamylglutamat (NCG) heraufsetzen.

In zahlreichen Studien führte die Supplementierung von EPA/DHA bei MS (täglich ≥ 2 000 mg EPA und DHA) zu einer signifikanten Reduktion der Schub-/Rezidivrate und Entzündungsaktivität sowie einer Verbesserung der Muskelfunktion und der Lebensqualität. Neben einer guten Versorgung mit Ω-3-Fettsäuren sollten MS-Patienten beim Arzt immer ihren Vitamin D-, Selen- und Vitamin-B_{12}-Status überprüfen lassen und gegebenenfalls dementsprechend kompensieren.

Darmerkrankungen, chronisch-entzündliche (z. B. Colitis ulcerosa, Morbus Crohn)

Morbus Crohn und Colitis ulcerosa sind die häufigsten chronisch-entzündlichen Darmerkrankungen. Für den Zeitraum von 2 000 bis 2018 berichtet eine aktuelle englische Studie sogar eine Zunahme der Zahl von Patienten mit Colitis ulcerosa um 55 % und bei Morbus Crohn um 83 %. In Deutschland sind derzeit an die 420 000 Menschen von diesen entzündlichen Darmkrankheiten, die in Schüben verlaufen, betroffen. Zu den typischen Symptomen eines Krankheitsschubs zählen: immer wiederkehrende, unterschiedlich starke Bauchschmerzen, Fieber und häufige, zum Teil blutige Durchfälle. Bei länger anhaltenden Schüben leiden die Betroffenen zunehmend auch unter Gewichtsverlust und Schwäche. Auslöser sind vor allem Entzündungsherde, die im gesamten Verdauungsapparat, doch meistens im Dick- und Dünndarm, Gewebeschichten angreifen und zerstören können. Das Darmkrebsrisiko ist bei den Betroffenen deutlich erhöht!

In klinischen Studien reduzierte die Supplementierung von Ω-3-Fettsäuren (z. B. 2,7 g EPA/DHA pro Tag) gegenüber Placebo die Entzündungsaktivität im Darm und die Schubrate um über 50 %. Für Kinder sind entzündliche Darmerkrankungen extrem belastend. Hier konnte durch Ω-3-Fettsäuren sogar die Häufigkeit der Notwendigkeit eines schubbedingten Krankenhausaufenthalts deutlich reduziert werden. Bei Darmerkrankungen können EPA und DHA nachweislich die Darmgesundheit und die Lebensqualität der Betroffenen verbessern. EPA/DHA unterstützen zudem eine gesunde Darmflora und eine intakte Darmbarriere und sollten daher auch bei Erkrankungen mit einer erhöhten intestinalen Permeabilität (z. B. *Leaky Gut*) eingesetzt werden.

Ohne es zu bemerken, leiden viele Menschen an einer krankhaft erhöhten Durchlässigkeit der Darmschleimhaut, einem *Leaky-Gut*-Syndrom. Im gesunden Zustand sind die Zellen im Darm dicht an dicht angelegt, sodass sie eine undurchdringliche Schranke zum Blutkreislauf bilden. Beim *Leaky-Gut*-Syndrom weist diese Barriere jedoch Lücken auf, sodass unverdaute Nahrung, Nahrungsbestandteile, Bakterien- und Umweltgifte aus dem Darm in die Blutbahn gelangen können.

Die Folge sind oft schleichende Beschwerden, die die Betroffenen gar nicht als solche bemerken. Sie fühlen sich abgeschlagen, müde, schlapp und irgendwie krank, ohne wirklich krank zu sein. Erkrankungen, die häufig mit einem *Leaky-Gut*-Syndrom in

Verbindung stehen, sind unter anderem Adipositas, Allergien, entzündliche Darmerkrankungen, Fettleber, Depressionen, Diabetes mellitus, Multiple Sklerose, das Reizdarmsyndrom und Rheuma. Ob ein *Leaky-Gut*-Syndrom vorliegt, kann beim Arzt durch die Bestimmung spezifischer Laborparameter wie Zonulin und sekretorisches IgA festgestellt werden. Um die intestinale Integrität zu verbessern und die Dysbiose (krankhaft gestörte Besiedelung des Darms mit nützlichen Bakterien) zu verringern, hat sich bei diesen Erkrankungen außer EPA/DHA auch der begleitende Einsatz von Vitamin D und Vitamin A bewährt.

Diabetes mellitus

Deutschland ist mit 10 Millionen Betroffenen und einer Diabetesprävalenz von über 15 % trauriger Spitzenreiter in Europa. In unserem Land werden jährlich aufgrund eines Diabetes über 60 000 Füße amputiert. Das Schicksal des Diabetikers wird also maßgeblich von diabetisch bedingten Mikro- und Makroangiopathien (Veränderungen der kleinen und großen Blutgefäße) bestimmt. Diese führen zu schwerwiegenden Beeinträchtigungen der Lebensqualität und sind Ursache der im Mittel um 30 % verringerten Lebenserwartung des Diabetikers.

EIN PAAR FAKTEN ZUM NACHDENKEN:

- ✘ Weltweit verliert alle 20 Sekunden ein Diabetiker durch Amputation ein Zehenglied oder gar einen ganzen Fuß!
- ✘ Das Erblindungsrisiko ist gegenüber Gesunden 25-fach erhöht!
- ✘ Die Schädigung der Nieren als Folge von Diabetes ist die häufigste Ursache für eine dialysepflichtige Niereninsuffizienz!
- ✘ Erkrankungen wie Alzheimer und Depressionen treten im Zusammenhang mit Diabetes doppelt so häufig auf wie in der Normalbevölkerung.

Zu den entscheidenden Ansatzpunkten bei Prävention und Therapie des Diabetes mellitus würde eine bevölkerungsweite Aufklärung über effektive Ernährungsstrategien inklusive Ω-3-Fettsäuren und Vitamin D zählen. Mit einer vernünftigen Lebensführung inklusive regelmäßiger körperlicher Aktivität und dem Verzicht auf schnell resorbierbare Kohlenhydrate könnte man nämlich das Diabetesrisiko deutlich senken. Mit dem Erfolg, dass ein Diabetiker Blutzuckerspiegel aufweist wie ein Gesunder.

Aber darüber erfährt man vonseiten der deutschen Bundesregierung und der entsprechenden Fachgesellschaften gar nichts! Als Getriebene der Reparaturmedizin schlucken wir lieber Medikamente wie Metformin oder spritzen Insulin! Hauptsache, wir sind krankenversichert!

WICHTIG IN DER SCHWANGERSCHAFT: Sind die Blutzuckerspiegel erhöht, dann sollten Schwangere vor allem EPA/DHA und Vitamin D supplementieren!

Metaanalysen ergeben eine eindeutige protektive Wirkung von EPA/DHA gegen die Entstehung von Diabetes. Je besser die diätetische Versorgung mit diesen maritimen Fettsäuren, desto ausgeprägter ist der Schutz. Bemerkenswerterweise konnte man diesen Schutzeffekt bei der pflanzlichen Ω-3-Fettsäure Alpha-Linolensäure (ALA) nicht beobachten. EPA/DHA verbessern bei Patienten mit Diabetes mellitus die Gefäßgesundheit, die Insulinsensitivität (HOMA-Index) sowie die Güte der Blutzuckereinstellung. Auch die Adiponektinspiegel werden durch EPA/DHA erhöht und die Insulinresistenz gesenkt.

Erhöhte Triglyceridwerte (≥ 150 mg/dl) stellen einen eigenständigen Risikofaktor für Herzinfarkt und Schlaganfall dar. Nahezu alle Diabetiker weisen zu hohe Blutfette auf, in etwa 80 % der Fälle handelt es sich dabei um eine Hypertriglyceridämie. In der Therapie dieser Erkrankung gehören EPA und DHA zu den Wirkstoffen der ersten Wahl, denn EPA/DHA haben einen ausgeprägten senkenden Effekt auf Triglyceride (bis zu 58 %) und VLDL-Werte (um 42 %). Das gute HDL-Cholesterin wird durch EPA/DHA moderat erhöht und das Verhältnis LDL : HDL verbessert. Auch in der Prävention und Therapie des Schwangerschaftsdiabetes ist eine optimale Versorgung mit EPA/DHA wichtig.

GUT ZU WISSEN: Um die Wirksamkeit von EPA und DHA bei Diabetes zu unterstützen, sollte man vor allem auf eine gute Versorgung mit Antioxidantien, wie Vitamin C und Vitamin E sowie Coenzym Q10, achten. Diese schützen die wertvollen mehrfach ungesättigten Fettsäuren EPA und DHA vor der Lipidperoxidation.

Fettleber, nicht-alkoholische (NAFL)

Die nicht-alkoholische Fettleber (NAFL) ist die häufigste chronische Lebererkrankung. Weltweit hat die NAFL in der Allgemeinbevölkerung eine Prävalenz von 25 %. In westlichen Ländern liegt sie bei 40 %, während sie unter Patienten mit Typ-2-Diabetes sogar auf bis zu 70 % ansteigt. Ohne Fettleber gibt es keinen Typ-2-Diabetes. Kennzeichen der NAFL ist die übermäßige hepatische Fettansammlung. Diese gilt als die aus einer Insulinresistenz resultierende hepatische Manifestation des metabolischen Syndroms. Dementsprechend ist die NAFL eng verbunden mit Typ-2-Diabetes, Fettstoffwechselstörungen, Nierenerkrankungen und kardiovaskulären Erkrankungen. Die negativen Folgen der Insulinresistenz werden dadurch verstärkt, dass die hepatische Insulin-Clearance vermindert, die Glukoseentsorgung beeinträchtigt und die hepatische Glukoseproduktion erhöht wird. Eine besondere Rolle spielt dabei der

Konsum von Fruchtzucker (Fruktose). Eine hohe diätetische Fruktoseaufnahme, vor allem in Form von Fruchtsäften oder mit Zucker gesüßten Getränken, fördert die Fettsynthese und Fetteinlagerung in der Leber und gilt als treibende Kraft bei der Entstehung der NAFL.

In der Prävention und Therapie der NAFL und von Erkrankungen wie Typ-2-Diabetes kommt den maritimen langkettigen mehrfach ungesättigten Ω-3-Fettsäuren EPA und DHA eine große Bedeutung zu. Der positive Effekt einer adäquaten Versorgung mit EPA und DHA auf die NAFL ist unabhängig von einer Gewichtsreduktion oder anderen diätetischen Maßnahmen nachweisbar. Dabei werden für die Reduktion des Leberfettgehalts und die Verbesserung der Leberfunktion verschiedene Mechanismen von EPA und DHA diskutiert (siehe Tab. 7).

TAB. 7: EPA/DHA UND DIE NICHT-ALKOHOLISCHE FETTLEBER (NAFL)
Anti-inflammatorische, antioxidative und anti-steatotische Wirkung
Modulation der Fettsäureoxidation in der Leber
Unterdrückung der Transkriptionsfaktoren SREBP-1C und ChREBP, die bei Hyperinsulinämie an der Biosynthese von Triglyceriden und anderen Lipiden aus Nichtfettvorstufen (z. B. Fruktose) beteiligt sind.
Unterstützung der Freisetzung von Fett und Cholesterin aus der Leber durch Förderung der Abgabe von Gallensäuren
Einbau in das Fettgewebe steigert die Produktion von Adiponektin, reduziert die Insulinresistenz und die Anfälligkeit der Adipozyten für Entzündungen.

Derzeit belegen zahlreiche klinische Studien an Patienten im Jugend- und Erwachsenenalter die gute Wirksamkeit von EPA und DHA gegen die NAFL im Vergleich zu

Placebo. Die jüngste Metaanalyse umfasst 22 kontrollierte Studien mit über 1300 Teilnehmern. Ihre Ergebnisse belegen überzeugend die signifikante Senkung des Leberfettanteils und gleichzeitige signifikante Senkung der Triglycerid- und Gesamtcholesterinspiegel, bei einem Anstieg des High-Density-Lipoproteins (HDL) und der Senkung des Body-Mass-Index (BMI). Um die gewünschten Effekte zu erreichen, ist eine Supplementierung von mindestens 2–6 g EPA/DHA pro Tag (z. B. Algenöl) zu einer fetthaltigen Mahlzeiten notwendig.

Fettstoffwechselstörungen

Erhöhte Triglyceridwerte (≥ 150 mg/dl) stellen einen eigenständigen Risikofaktor für kardiovaskuläre Ereignisse wie Herzinfarkt und Schlaganfall dar. In der Therapie von Hypertriglyceridämien zählen EPA und DHA zu den wirksamsten Medikamenten. EPA und DHA haben eine ausgeprägte senkende Wirkung auf die Triglyceride (bis zu 58 %) und VLDL-Werte (um 42 %). Das gute HDL-Cholesterin wird durch Ω-3-Fettsäuren leicht erhöht und das Verhältnis LDL : HDL verbessert. Das Cholesterin senken EPA und DHA aber nicht, daher werden die Ω-3-Fettsäuren in der Praxis häufig mit Statinen kombiniert. Bei Patienten mit gemischter Hyperlipidämie (Hypercholesterinämie plus Hypertriglyceridämie) ist der kombinierte Einsatz von EPA und DHA mit Cholesterinsenkern vom Statin-Typ sinnvoll, da sich das Wirkungsspektrum beider Substanzgruppen effektiv ergänzt.

Seit Jahrzehnten verzeichnen Statine eine beeindruckende Erfolgsgeschichte in der Therapie von kardiovaskulären Erkrankungen wie erhöhten Cholesterinspiegeln. Doch ihr Einsatz kann bislang nicht verhindern, dass ein Restrisiko für kardiovaskuläre Ereignisse wie einen Herzinfarkt oder Schlaganfall bestehen bleibt. Dabei ist der trotz Statin-Therapie noch viel zu hohe Triglyceridspiegel bei Hochrisikopatienten ein maßgeblicher Faktor. In diesem Punkt können vor allem EPA und DHA die lipidmodulierende Effizienz der Cholesterinsenker erweitern, wie eine aktuelle Studie nun erneut belegt. Wissenschaftler von der Harvard Medical School in Boston zeigten im *New England Journal of Medicine*, dass eine hoch dosierte Gabe der langkettigen maritimen Ω-3-Fettsäure Eicosapentaensäure (z. B. 2 × 2 g EPA pro Tag) nicht nur den Spiegel der erhöhten Triglyceride von Hochrisikopatienten signifikant senkt, sondern auch die Wahrscheinlichkeit für Herzinfarkt, Schlaganfall sowie Tod durch kardiovaskuläre Ereignisse um bis zu 25 % reduziert. Diese äußerst vielversprechenden Ergebnisse wurden im Rahmen der REDUCE-IT-Studie erzielt. Nach den Leitlinien der Amerikanischen Herzgesellschaft (AHA), der Europäischen Gesellschaft für Kardiologie (ESC) und der Europäischen Atherosklerose Gesellschaft (EAS) sollte die Therapie einer Hypertriglyceridämie mit täglich 4 g EPA und DHA oder nur EPA erfolgen. Auch die Kombination mit Vitamin D (z. B. 4 000 I. E. Vitamin D pro Tag) und Coenzym Q10 (z. B. 200 mg Ubiquinol pro Tag) kann empfohlen werden.

Hauterkrankungen, entzündlich geprägte (z. B. Psoriasis)

Die Psoriasis, im Volksmund auch »Schuppenflechte« genannt, ist eine chronische, nicht übertragbare und entzündlich geprägte, schmerzhafte und zur Behinderung führende Erkrankung, für die es keine Heilung gibt und welche die Lebensqualität der Betroffenen nachhaltig verschlechtert. Das klinische Bild der Psoriasis hat viele Gesichter: Neben Symptomen auf der Haut und den Nägeln kann auch eine entzündliche Arthritis (Psoriasis arthritis) auftreten. Zu den mit der Psoriasis am häufigsten genannten Symptomen zählen entzündlich-rote, glänzende, scharf abgegrenzte Plaques, Abschuppungen außerhalb der Kopfhaut, Juckreiz, Kratzen, Hautausschlag, Hautschmerzen, körperliches Unbehagen, Brennen und Nagelprobleme. Die Prävalenz der Nagelpsoriasis liegt bei bis zu 69 % aller Patienten, die an Psoriasis leiden. Psoriasis kann in jedem Alter auftreten, auch Kinder können betroffen sein, aber in der Altersgruppe von 50 bis 69 Jahren erscheint sie am häufigsten. Die Prävalenz der Psoriasis liegt in den verschiedenen Ländern zwischen 0,09 % und 11,4 %. Das macht die Psoriasis zu einem ernsten globalen Problem mit weltweit über 100 Millionen Betroffenen. Die Psoriasis hat einen unvorhersagbaren Krankheitsverlauf und kann durch exogene und endogene Auslösefaktoren (z. B. Stress, Infektionen) sowie Begleiterkrankungen begünstigt werden. Dazu zählen vor allem entzündlich geprägte Erkrankungen wie Arthritis, Insulinresistenz, metabolisches Syndrom, Herz-Kreislauf-Erkrankungen, chronisch-entzündliche Darmerkrankungen (CED) und Depressionen.

Die Psoriasis wird auch zu den entzündlich geprägten Autoimmunerkrankungen gezählt. Die Ursache für die überschießende Hautreaktion wird unter anderem mit einer Fehlsteuerung des Immunsystems erklärt, das sich gegen Bereiche des eigenen Körpers richtet.

Eine Hypothese geht davon aus, dass dabei eine durch T-Zellen vermittelte Autoimmunreaktion mit der vermehrten Bildung von entzündlichen Botenstoffen (z. B. TNF-α, IL-17) eine wesentliche Rolle spielt. Metaanalysen belegen, dass die regelmäßige Supplementierung von EPA/DHA (z. B. 3 g EPA/DHA pro Tag) den PASI-Score, die Erythem- und Schuppenbildung bei Psoriasis, beträchtlich reduziert. Der PASI-Score ist ein Index zur Ermittlung des Schweregrades der Psoriasis. Für die optimale antientzündliche Wirksamkeit von EPA und DHA sollte auf eine arachidonsäure(ARA-) arme Ernährung (≤ 50 mg pro Tag) geachtet werden. Begleitend zur Einnahme der Ω-3-Fettsäuren EPA und DHA ist die Supplementierung mit Antioxidantien wie Vitamin E, Coenzym Q10, Selen und Zink empfehlenswert. Der ARA/EPA-Quotient (siehe S. 49) sollte bei Psoriasis-Patienten am besten < 3 liegen.

Herz-Kreislauf-Erkrankungen (z. B. Bluthochdruck, Herzinsuffizienz, Herzrhythmusstörungen, gesteigerte Thrombozytenaggregation)

Eine unzureichende diätetische Versorgung mit den Ω-3-Fettsäuren EPA und DHA (HS-Omega-3-Index® < 8 %) steigert erheblich das individuelle kardiovaskuläre Risiko und die damit verbundene Sterblichkeit. Wie zahlreiche klinische Studien bele-

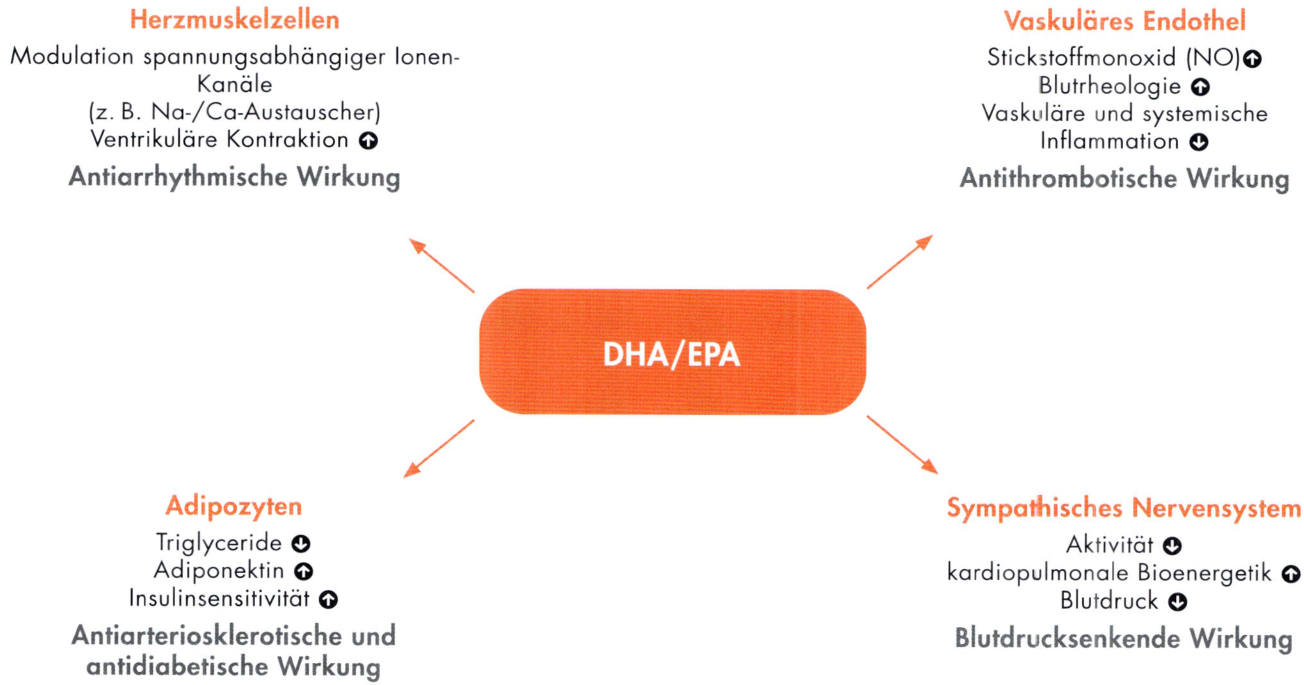

Abb. 13: Kardio- und vasoprotektive Effekte von EPA und DHA

gen, senken EPA und DHA den Blutdruck bei Hypertonikern, wirken dem Prozess der Arteriosklerose entgegen, reduzieren erhöhte Blutfettwerte (z. B. Triglyceride) und Homocysteinwerte, verbessern bei Herzinsuffizienz die Herzmuskelleistung, stabilisieren atherosklerotische Plaques und verringern das Risiko für einen durch Herzrhythmusstörungen ausgelösten plötzlichen Herztod (PHT).

In einer Metaanalyse führt die Supplementierung von EPA/DHA (z. B. 2,5 g EPA/DHA pro Tag) im Vergleich zu Placebo zu einer signifikanten Senkung des systolischen Blutdrucks von – 4,51 mmHg und zu einer signifikanten Senkung des diastolischen Blutdrucks von – 3,05 mmHg. Die Ω-3-Fettsäuren reduzieren zudem erhöhte Blutfette, vor allem die Triglyceride, sie stabilisieren arteriosklerotische Plaques und verbessern die Endothelfunktion. Darüber hinaus stabilisieren sie den Herzrhythmus, wirken entzündungshemmend und verbessern die Fließeigenschaften des Blutes – insbesondere die Durchblutung der kleinen Blutgefäße wird gefördert. Die Verklumpungsneigung der Blutplättchen wird verringert, sodass nicht so leicht Blutgerinnsel entstehen, die zum Herzinfarkt führen (siehe Abb. 13, S. 97).

Neuere Studien weisen darauf hin, dass Ω-3-Fettsäuren auch als HMG-CoA-Reduktase-Hemmer und ACE-Hemmer wirksam werden können. Laut einer Studie aus Italien an 11 323 Patienten mit koronarer Herzkrankheit, die kurz zuvor (weniger als drei Monate) einen Herzinfarkt erlitten hatten, führte die Einnahme von 850 mg EPA/DHA pro Tag – zusätzlich zur normalen medikamentösen Therapie – zu einer signifikanten Abnahme der Gesamtsterblichkeit um 21 % und der kardiovaskulären Mortalität um 30 %. Das Risiko für den plötzlichen Herztod sank sogar um 45 %. Eine weitere Metaanalyse mit über 500 000 Teilnehmern belegt, dass eine gute Versorgung mit Ω-3-Fettsäuren (HS-Omega-3-Index® >8 %) das Risiko für einen Schlaganfall deutlich reduziert. Studien zufolge wird das Herzinfarktrisiko durch die Zufuhr von Ω-3-Fettsäuren (z. B. ≥ 2 g EPA/DHA pro Tag) allgemein halbiert.

GUT ZU WISSEN: In Studien konnte eindeutig gezeigt werden, dass die pflanzliche Ω-3-Fettsäure Alpha-Linolensäure (ALA) die kardioprotektiven Eigenschaften von EPA und DHA nicht besitzt und das Risiko für kardiovaskuläre Probleme (z. B. Herzinfarkt) nicht senkt!

Knochen- und Gelenkerkrankungen (z. B. Arthrose, Osteoporose)

Der Begriff »Arthrose« beschreibt die Zerstörung der Gelenkknorpel. Weltweit ist sie die häufigste degenerative Gelenkerkrankung, die insbesondere im fortgeschrittenen Stadium zu Schmerzen und Funktionseinbußen der Gelenke bis zur Freilegung der Knochenoberfläche führt. Die Arthrose wird häufig von schmerzhaften Entzündungsprozessen in den betroffenen Gelenken begleitet. Etwa 50 % der Frauen und über 30 % der Männer ab 65 Jahren sind betroffen. Häufig tritt eine Arthrose an Knien (Gonarthrose), Hüften, Schultergelenken, Händen und Fingern sowie an den Füßen auf. Arthrose bezeichnet den Verschleiß der Gelenkknorpel, der »Schutzschicht« zwischen den beiden Gelenkknochen, meistens verursacht durch extreme Beanspruchung. Solche Überbeanspruchung entsteht im Lauf der Jahre durch verschiedene Faktoren. Dazu zählen vor allem Übergewicht und intensiver Sport, aber auch Fehlstellungen und einseitige Belastungen.

In einer randomisierten Studie an Patienten mit Gonarthrose (Arthrose des Kniegelenks) führte die Supplementierung von EPA/DHA über einen Zeitraum von zwei Jahren gemäß des WOMAC-Scores zu einer signifikanten Verbesserung ihrer Lebensqualität. Der WOMAC-Score ist ein etabliertes Messinstrument zur Erfassung der Lebensqualität bei Patienten mit Arthrose der Hüft- und Kniegelenke. Er beinhaltet Parameter wie Schmerzbelastung, Steifigkeit und Gelenkfunktion. Auch der Bedarf an

Schmerzmitteln kann durch EPA/DHA reduziert werden. Der ARA/EPA-Quotient sollte bei den Betroffenen unter 2,5 liegen, und sie sollten ihren Verzehr von arachidonsäure(ARA-)haltigen Nahrungsmitteln (z. B. Fleisch) stark reduzieren.

Neben der Arthrose hat jede sechste Frau im Alter von 50 bis 60 Jahren die Knochenerkrankung Osteoporose (»Knochenschwund«). Bei Männern tritt Osteoporose in der Regel zehn Jahre später auf. EPA/DHA haben komplexe positive Effekte auf die Knochenentwicklung, regulieren den Knochenumbau, verbessern die Mikroarchitektur und die mechanischen Funktionen des Knochens. Auch Schlüsselproteine, welche die skelettale Muskelproteinsynthese steuern, werden durch EPA und DHA unterstützt. Da auch Entzündungsprozesse nicht an den Knochen vorbeigehen, sollte man in der Prävention und Therapie der Osteoporose immer auf eine optimale Versorgung mit EPA/DHA, aber auch mit knochenaktiven Mikronährstoffen wie Vitamin D, MK-7, Zink und Magnesium achten. Auch dem mit fortschreitendem Alter zunehmenden Abbau von Muskelmasse und Muskelkraft und den damit assoziierten funktionellen Einschränkungen des älteren Menschen, der sogenannten Sarkopenie, wirken EPA und DHA entgegen.

Krebserkrankungen (z. B. Brust-, Darmkrebs)

Brustkrebs ist der häufigste maligne Tumor der Frau. In Deutschland erkranken jedes Jahr über 73 000 Frauen an einem Mammakarzinom. Das mittlere Erkrankungsalter liegt bei 64 Jahren; Brustkrebs macht 31,3 % aller Krebserkrankungen bei Frauen aus.

Eine Metaanalyse mit 274 135 erwachsenen Frauen aus elf unabhängigen prospektiven Studien zeigt, dass ein hohe diätetische Aufnahme von Ω-3-Fettsäuren, die zu einer besseren Ω-6-/Ω-3-Ratio führt, mit einem geringeren Brustkrebsrisiko bei Frauen vergesellschaftet ist. Eine weitere Metaanalyse mit über 880 000 Frauen belegt, dass der regelmäßige Verzehr von an Ω-3-Fettsäuren reichen Fischarten oder die Supplementierung von EPA/DHA-haltigen Ölen das Brustkrebsrisiko signifikant senkt. Der krebsschützende Effekt ist dabei dosisabhängig: Die Aufnahme von 0,1 g Ω-3-Fettsäuren pro Tag senkte das Brustkrebsrisiko um 5 %. Es konnte zudem nachgewiesen werden, dass Docosahexaensäure (DHA) in der Lage ist, in Tumorzellen die Apoptose (den programmierten Zelltod) auszulösen. Aufgrund ihrer ausgeprägten antientzündlichen Eigenschaften wirken EPA und DHA dem Gewichtsverlust bei Krebspatienten entgegen. Auch der Appetit der Betroffenen wird durch Ω-3-Fettsäuren verbessert. In Studien mit ausgezehrten Krebspatienten konnte man durch Supplementierung von EPA/DHA deren Körpergewicht verbessern, einen weiteren Gewichtsverlust verhindern sowie ihre Lebensqualität erhöhen.

Im Rahmen einer aktuellen Literaturrecherche wurden relevante klinische Interventionsstudien ausgewertet, die bis August 2020 durchgeführt worden waren. In den 57 Krebsstudien wurde die Supplementierung von EPA/DHA vor oder nach der Behandlung, gleichzeitig mit einer neoadjuvanten Chemotherapie, Bestrahlung oder Operation oder palliativ bewertet. Untersucht wurden dabei verschiedene Krebsarten wie Brust-, Kopf- und Hals-, Magen-Darm-, Magen-, Darm-/Rektal-, Speiseröhren-, Leukämie/Lymphom-, Lungen-, Bauchspeicheldrüsenkrebs und Multiples Myelom.

Die Ergebnisse der Krebsstudien:
Über das gesamte Spektrum der Krebsarten hinweg deuten die Ergebnisse darauf hin, dass die Supplementierung von EPA/DHA in der Krebstherapie

- das Körpergewicht bei den Betroffenen stabilisiert,
- das progressionsfreie Überleben erhöht und das Gesamtüberleben sowie die allgemeine Lebensqualität verbessert,
- Immunparameter bei den betroffenen Krebspatienten günstig beeinflusst und
- schwerwiegende unerwünschte Ereignisse verringert.

Das Verhältnis von Ω-6- zu Ω-3-Fettsäuren sollte bei Krebspatienten < 2,5 betragen. Als Verlaufskontrolle bei der Ernährungsumstellung sollte der Ω-6-/Ω-3-Quotient kontrolliert werden. Bei einem Quotienten von 20 : 1 sollten an den Tagen ohne Fischmahlzeit 2 Esslöffel Fischöl pro Tag, bei 15 : 1 1 Esslöffel pro Tag, bei 7 : 1 1 Esslöffel eingenommen werden. Erste Arbeiten geben auch Hinweise darauf, dass EPA und DHA die krebszelltoxische Wirkung der Chemo- und Strahlentherapie verbessern können. Bei Krebs wird empfohlen, täglich mindestens 2–4 g EPA und DHA zu supplementieren. Begleitend ist vor allem auch die Supplementierung von Vitamin D und Selen empfehlenswert.

Leistungssport

Leistungssportler haben häufig als Zeichen einer unzureichenden diätetischen Versorgung mit Ω-3-Fettsäuren einen niedrigen HS-Omega-3-Index® (Omega-3-Gehalt in % der Erythrozytenmembran). Ein guter HS-Omega-3-Index® (> 8 %) korreliert beim Sportler mit einer besseren neuromuskulären Funktion und physischen Leistung sowie einem reduzierten Risiko für Sportverletzungen und Muskelkater, was unter anderem die folgenden Aspekte umfasst: Muskelschäden, entzündliche Reaktion, Schwellung. EPA und DHA verringern aktuellen Studien zufolge beim Leistungssportler nicht nur das Auftreten von Muskelkater, es wird auch der Abbau von Muskulatur und Gehirnmasse verlangsamt sowie die kardiopulmonale und kognitive Leistungsfähigkeit verbessert.

Vielen Sportlern fällt es schwer abzuschätzen, wo die sinnvolle Trainingsintensität endet und das Übertraining beginnt. Um das herauszufinden, ist gerade eine regelmäßige Messung der Herzfrequenzvariabilität (HRV) hilfreich. Die HRV gilt als der zuverlässigste nicht-invasive Indikator für die physische und psychische Belastung und Fitness. In der Medizin wird die HRV-Analyse zur Früherkennung von Bluthochdruck, Diabetes, Herzkrankheiten oder auch von Burn-out eingesetzt. Im Sport kann mit der HRV-Analyse der Fitness- und Trainingsfortschritt kontrolliert und gesteuert werden. Aus meiner über 15-jährigen Arbeit mit Spitzensportlern (z. B. 1. Bundesliga) weiß ich, wie stark Athleten von der Supplementierung von EPA und DHA profitieren. Die HRV wird durch die Supplementierung von Ω-3-Fettsäuren als Zeichen für die gesamte kardiopulmonale Leistungs- und Regenerationsfähigkeit bei Athleten verbessert. Hinzu kommen die zahlreichen positiven Effekte von EPA und DHA auf unseren Stoffwechsel, die ich Ihnen ja bereits ausführlich vorgestellt hatte.

Neurodegenerative Erkrankungen (z. B. Alzheimer, Demenz, Parkinson)

Morbus Alzheimer ist die Geißel des 3. Jahrtausends. Nach Schätzungen der WHO litten im Jahr 2014 weltweit 44,4 Millionen Menschen an einer Demenz – einer erworbenen Beeinträchtigung der kognitiven Leistungsfähigkeit, die Gedächtnis, Sprache, Orientierung und Urteilsvermögen einschränkt und so schwerwiegend ist, dass die Betroffenen nicht mehr zu einer selbstständigen Lebensführung in der Lage sind. Die Entstehung der Alzheimerkrankheit wird durch eine zucker- und kohlenhydratreiche Ernährung begünstigt. Dementsprechend haben Diabetiker ein um 70 % erhöhtes Risiko für Alzheimer. Denn wenn der Insulinspiegel steigt, entstehen im Gehirn die für Alzheimer typischen Veränderungen. Alzheimer wird daher immer öfter als »Typ-3-Diabetes« bezeichnet. In Deutschland haben wir Jahr für Jahr mehr als 300 000 Neuerkrankungen an Alzheimer. Die Häufigkeit verdoppelt sich im Abstand von fünf Altersjahren und nimmt von etwa 1,6 % in der Altersgruppe der 65–69-Jährigen auf rund 40 % unter den über 90-Jährigen zu.

Unsere Nahrung ist bekanntlich das wichtigste Werkzeug, um geistig und körperlich fit zu bleiben und das Alzheimerrisiko zu senken. Wie mehrere aktuelle Studien zeigen, bedroht falsche Nahrung die Hirngesundheit. Dabei ist der Gehalt eines Nahrungsmittels an den sogenannten *Advanced Glycation Endproducts* (AGEs; glykierte Reaktionsprodukte, Risikomoleküle für den Zellalterungsprozess) wichtig. Die Verbindung zwischen AGEs und Alzheimer sind den meisten aus dem Kinofilm *Honig im Kopf* bekannt. Zu den wichtigsten gefährlichen »Lieferanten« für AGEs zählen Nahrungsmittel und Rauchen, wobei der Verzehr von scharf angebratenem oder gegrilltem Fleisch den mit Abstand bedeutendsten AGE-erhöhenden Risikofaktor darstellt. Eine ausgewogene Ernährung ohne Mikronährstoffdefizite und die optimale Versorgung mit den Gehirnfettsäuren DHA und EPA haben einen hohen präventiven und therapeutischen Stellenwert bei Morbus Alzheimer. Die synaptische Plastizität, Differenzierung und Regeneration von Nervenzellen im Gehirn sowie die Verfügbarkeit von Neurotrophinen (z. B. Hippocampus) wie BDNF sind von Ω-3-Fettsäuren abhängig. Wenn Sie geistig und fit und vital bleiben wollen, sollten Sie täglich mindestens 2 g EPA/DHA in Form von Algen- oder Fischöl supplementieren.

Neurologische Erkrankungen (z. B. Migräne)

Die Migräne ist eine der häufigsten neurologischen Erkrankungen, unter der bis zu 17% der Bevölkerung leiden, Frauen etwa dreimal so häufig wie Männer. Auch bis zu 5 % der Klein- und Schulkinder sind betroffen. Die Migräne ist gekennzeichnet durch einen periodisch wiederkehrenden, anfallsartig auftretenden, häufig halbseitigen und pulsierenden Kopfschmerz von mäßiger bis schwerer Intensität. Zusätzlich treten Symptome wie Übelkeit, Erbrechen, Lichtscheu sowie Geräusch- und Geruchsempfindlichkeit auf.

Die pathologischen Prozesse, die an der Entwicklung einer Migräne beteiligt sind, stehen in Zusammenhang mit Inflammation, Störungen des mitochondrialen Stoffwechsels und Schwankungen des Serotoninspiegels. Alle drei Pathomechanismen werden durch EPA und DHA günstig beeinflusst. Eine unzureichende diätetische Versorgung mit EPA und DHA erhöht das Risiko für Migräneanfälle. Nach aktuellen Studien sollten Ω-3-Fettsäuren zur Prophylaxe von Migräneanfällen unbedingt empfohlen werden. Die regelmäßige Einnahme von EPA/DHA (z. B. 3 g pro Tag) kann die

Anzahl und die Schwere der Migräneattacken um bis zu 80 % verringern. Auch der Bedarf an verschreibungspflichtigen Migränemitteln (z. B. Triptane) kann durch EPA/DHA signifikant reduziert werden.

Psychiatrische Erkrankungen (z. B. ADHS, Depressionen, Schizophrenie)

Kinder mit Aufmerksamkeitsdefizit-Hyperaktivitäts-Syndrom (ADHS) weisen im Vergleich zu gesunden Kindern eine deutlich schlechtere Versorgung mit DHA und EPA auf. Eine mangelhafte Versorgung mit diesen Gehirnfettsäuren hat weitreichende Folgen, die sich unter anderem in Störungen der geistigen Entwicklung und neuropsychiatrischen Erkrankungen wie ADHS, Depressionen und Schizophrenie äußern kann. Auch Lese- und Rechtschreibschwäche (Dyslexie), Beeinträchtigung der motorischen Koordination (Dyspraxie), autistische Auffälligkeiten und Demenz sind mit einem Omega-3-Mangel vergesellschaftet.

Ein Mangel an DHA und EPA verursacht ein breites Spektrum neurologischer Störungen (siehe Tab. 1, S. 17): Kinder und Jugendliche werden nervös, zappelig, leiden unter Kopfschmerzen und können sich nicht konzentrieren. Ω-3-Fettsäuren wirken harmonisierend auf den Nervenbotenstoffwechsel und regulieren den Energiestoffwechsel des Gehirns. Wie Metaanalysen belegen, kann die regelmäßige Einnahme von Ω-3-Fettsäuren (Dosierung bei Kindern: ~ 40 mg EPA/DHA pro kg Körpergewicht pro Tag) die ADHS-Symptomatik beim Zappelphilipp deutlich verbessern und auch die Wirksamkeit der medikamentösen Therapie (z. B. Methylphenidat) unterstützen.

Erkrankungen des rheumatischen Formenkreises (z. B. rheumatoide Arthritis)

In den modernen Industrienationen nehmen rheumatische Erkrankungen stetig zu. Nach Angaben der Rheuma-Liga leiden in Deutschland mehr als 4 Millionen Menschen an der Volkskrankheit Rheuma. Frauen sind etwa dreimal so häufig betroffen wie Männer. Rheumatische Erkrankungen können in allen Altersgruppen vorkommen, meistens geschieht es jedoch in der zweiten Lebenshälfte.

In Ländern wie Grönland, Norwegen oder Japan, in denen der Seefischkonsum traditionell hoch ist, treten entzündliche Erkrankungen wie Rheuma wesentlich seltener auf als bei uns. Grund dafür ist die hohe diätetische Aufnahme von Ω-3-Fettsäuren aus dem Öl fetter Seefische. EPA und DHA hemmen die Umwandlung der pro-entzündlich wirkenden Ω-6-Fettsäure Arachidonsäure (ARA) in stark entzündungsfördernde Eicosanoide. Außerdem verbessern sie die Beweglichkeit der von Rheuma befallenen Gelenke und lindern die mit der Entzündung verbundenen Schmerzen. Unter der Supplementierung von DHA und EPA kann auch der Bedarf an entzündungshemmenden Medikamenten verringert werden. Voraussetzung ist eine ausreichend hohe und regelmäßige Einnahme von EPA/DHA in Form eines qualitativ hochwertigen Fisch- oder Algenöls (Dosierung: 2–5 g pro Tag; siehe Abb. 14).

Die gute Wirksamkeit von EPA/DHA bei Rheuma wird mittlerweile durch die Ergebnisse zahlreicher Meta-Analysen bestätigt. Diese konnten teilweise auch mittels einer Subgruppenanalyse zeigen, dass die antientzündlichen Wirkungen von EPA bei Rheuma stärker ausgeprägt sind als die von DHA. Der Schmerzmittel-Bedarf konnte durch die Zufuhr von EPA/DHA deutlich gesenkt werden. Für die optimale antientzündliche Wirksamkeit sollte zusätzlich auf eine arachidonsäurearme Ernährung (≤ 50 mg pro Tag) geachtet werden. Um die Entzündungsbereitschaft im Körper zu messen, wird auch der ARA/EPA-Quotient erfasst. Dieser sollte idealerweise unter 3 liegen. Begleitend zur Einnahme der Fettsäuren ist die Supplementierung von Antioxidantien wie Vitamin E, Selen und Zink empfehlenswert.

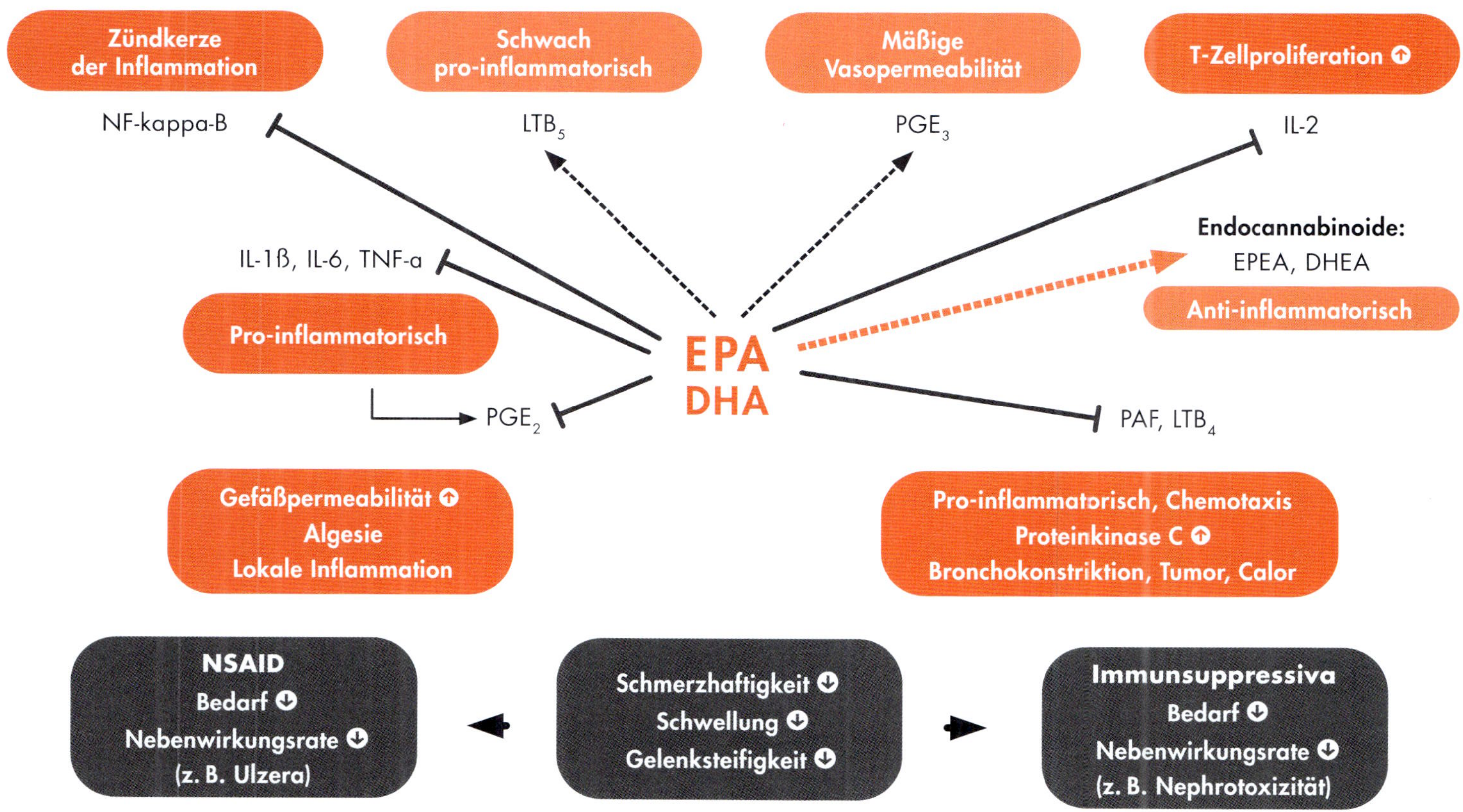

Abb. 14: Rheumatoide Arthritis und EPA/DHA

KAPITEL 7 | OMEGA-3-ÖL

WORAUF SOLLTE ICH BEIM KAUF VON OMEGA-3-PRODUKTEN ACHTEN?

Quellen

Das Ω-3-Öl sollte ein zu 100 % natürliches **Fischöl** aus Wildfang oder ein rein pflanzliches und veganes **Algenöl** aus der Meeresmikroalge *Schizochytrium sp.* sein. Das maritime Fischöl sollte direkt aus dem frischen Fischfleisch gewonnen werden und nicht als Nebenprodukt aus Fischleber. Kleinfische aus Wildfang wie Sardinen, Makrelen und Sardellen, die direkt auf dem Fangschiff verarbeitet und gekühlt werden, sind zur Herstellung besonders geeignet. Genauso ist die Kultivierung der Meeresmikroalge ein umweltschonender und nachhaltiger Herstellungsprozess für an Ω-3-Fettsäure reiches Öl.

Qualität

Das Ω-3-Öl sollte einen hohen Anteil (bis zu 35 %) an Ω-3-Fettsäuren enthalten, vor allem EPA und DHA. Die Frische des Öls kann man durch Riechen oder Schmecken ganz einfach selber überprüfen.

Frische

Bei Zweifeln an der Frische und Reinheit kann man den Hersteller nach Laboranalysen seiner Ω-3-Öle in Bezug auf den TOTOX-Wert fragen (*TOT*al *OX*idation). Dieser Wert zeigt die Frische des Öls an und ist ein Maß für die Ranzigkeit bzw. Oxidation der Fettsäuren. Je höher der TOTOX-Wert, umso ranziger das Öl. Ranziges Ω-3-Öl riecht unangenehm und verursacht Aufstoßen mit Fischgeschmack. Ein TOTOX-Wert von > 26 zeigt an, dass das Ω-3-Öl verdorben ist und nicht mehr verzehrt werden sollte. Ein TOTOX-Wert < 20 ist ein Zeichen für ein frisches und qualitativ hochwertiges Öl. Ein guter und seriöser Hersteller wird keine Scheu haben, seine Kunden über die Reinheit zu informieren und ihnen gegebenenfalls seine Analysen zukommen zu lassen!

Reinheit

Darüber hinaus sollte ein Ω-3-Öl auch immer durch regelmäßige Rückstandskontrollen auf Umweltgifte (z. B. Schwermetalle, PCBs) geprüft sein und eine anerkannte Zertifizierung der *»Friend of the Sea«* haben.

Aufbewahrung

Das Ω-3-Öl sollte zum Schutz vor Oxidation im Kühlschrank aufbewahrt werden. Natürliche Antioxidantien aus kalt gepresstem Olivenöl schützen EPA und DHA zusätzlich vor dem Ranzig-Werden. Öle minderer Qualität riechen und schmecken meist unangenehm und verursachen Aufstoßen und Übelkeit.

Die richtige Einnahme

Die Resorption und Bioverfügbarkeit von EPA und DHA ist komplex und setzt die Anregung der Fettverdauung voraus. Deshalb sollten Ω-3-Fettsäuren immer zusammen mit einer fetthaltigen Mahlzeit eingenommen werden. Wird hingegen nur eine kleine Menge von wenigen Gramm Fett konsumiert (z. B. bei der Einnahme von Fischölkapseln auf leeren Magen), wird die Fettverdauung nicht ausreichend aktiviert und die Fettsäuren überwiegend unverdaut wieder ausgeschieden. Das Ω-3-Öl hat durch den **Zusatz von biologischem Zitronenöl** und kalt gepresstem Olivenöl einen sehr guten und frischen Geschmack. Praktischerweise lässt sich das Öl ins Essen einrühren. Auf diese Weise wird das Ω-3-Öl sehr bekömmlich und kann ganz einfach mit einer normalen Mahlzeit (z. B. Müsli, Salate, Smoothie) verzehrt werden. Aufgrund seines sehr guten Geschmacks wird Ω-3-Öl auch von Kindern, Schwangeren und älteren Personen mit Schluckproblemen (z. B. Problem: Kapseln) gern eingenommen.

> GUT ZU WISSEN: Ω-3-Öl in Form von
> *Fischöl* enthält bereits in 8 ml (= 1 Esslöffel) 2 g der wertvollen Ω-3-Fettsäuren EPA und DHA.
> *Algenöl* enthält sogar in nur 5 ml (= 1 Teelöffel) etwa 2 g DHA und EPA.
> Beide Öle werden durch biologische Antioxidantien aus kalt gepresstem Olivenöl geschützt und bringen Ihnen zudem 800 I. E. Vitamin D pro Tagesportion!

DIE SICHERHEIT DER Ω-3-FETTSÄUREN EPA + DHA

Die Europäische Behörde für Lebensmittelsicherheit (EFSA) ist eine Agentur der Europäischen Union, welche die wissenschaftliche Bewertung (z. B. Sicherheit, Risiken, Toxizität) von Lebensmitteln und deren Inhaltstoffen zum Schutz der Verbraucher vor möglichen Gesundheitsrisiken festlegt und regelmäßig darüber informiert. In der Europäischen Union fallen Nahrungsergänzungsmittel unter die Lebensmittelvorschriften. Die harmonisierte Gesetzgebung der EFSA reguliert die Vitamine und anderen Nährstoffe sowie die als ihre Quellen verwendeten Stoffe, die bei der Herstellung von Nahrungsergänzungsmitteln verwendet werden können.

Nahrungsergänzungsmittel sind konzentrierte Quellen von Nährstoffen (z. B. Mineralstoffe, Vitamine, Ω-3-Fettsäuren) oder anderen Nahrungsinhaltsstoffen mit ernährungsspezifischer oder physiologischer Wirkung, die in dosierter Form in den Verkehr gebracht werden (z. B. Pillen, Tabletten, Kapseln, dosierte Flüssigkeiten). Nahrungsergänzungsmittel können eine breite Auswahl von Nährstoffen und anderen Zutaten enthalten, unter anderem Vitamine, Mineralstoffe, Aminosäuren, essenzielle Fettsäuren, Ballaststoffe und verschiedene Pflanzen- und Kräuterextrakte.

Die tägliche zusätzliche Aufnahme von bis zu 5 g der langkettigen Ω-3-Fettsäuren EPA und DHA ist für die Sicherheit der Bevölkerung unbedenklich. So lautet die Bewertung der EFSA vom Juli 2012. Das EFSA-Gremium für diätetische Produkte, Ernährung und Allergien stützte sein wissenschaftliches Gutachten auf die Analyse zahlreicher Daten zu möglichen Gesundheitsschäden, die durch eine übermäßige Aufnahme von Ω-3-Fettsäuren verursacht werden könnten.

> GUT ZU WISSEN: Es gibt derzeit keine Gruppe von essenziellen Nahrungsinhaltsstoffen, bei der eine so gute wissenschaftlich belegte Wirksamkeit besteht wie bei den maritimen Ω-3-Fettsäuren EPA und DHA!

Das Gremium stellt fest, dass die Ω-3-Fettsäuren Eicosapentaensäure (EPA) und Docosahexaensäure (DHA) bei gesunden Kindern oder Erwachsenen keine gesundheitsschädlichen Wirkungen haben. Das EFSA-Gremium kommt daher zu dem Schluss, dass die tägliche zusätzliche Aufnahme von bis zu 5 g an EPA und DHA (kombiniert) für die Sicherheit der Allgemeinbevölkerung unbedenklich ist. Insbesondere äußern die Experten der EFSA, dass die zusätzliche Aufnahme von bis zu 5 g pro Tag an EPA und DHA das Risiko von *Blutungen* nicht erhöht. Zudem wirken sich Mengen von bis zu 5 g pro Tag, die über einen Zeitraum von 12 bis 16 Wochen aufgenommen werden, *nicht wesentlich* auf den *Zuckerhaushalt* oder auf die *Immunfunktion* von gesunden Menschen oder Diabetikern aus (https://www.efsa.europa.eu/de/press/news/120727).

LITERATURVERZEICHNIS (nach Kapiteln)

LITERATUR ZU KAPITEL 1

Chang JP, Su KP, Mondlli V, Pariante CM, Omega-3 Polyunsaturated Fatty Acids in Youths with Attention Deficit Hyperactivity Disorder: a Systematic Review and Meta-Analysis of Clinical Trials and Biological Studies. *Neuropsychopharmacology* **2018**; 43 (3): 534–545

De Castro GS, Calder PC, Non-alcoholic fatty liver disease and its treatment with n-3 polyunsaturated fatty acids. *Clinical Nutrition* **2018**; 37 (1): 37–55

Murphy RA, Devarshi PP, Ekimura S, et al., Long-chain omega-3 fatty acid serum concentrations across life stages in the USA: an analysis of NHANES 2011–2012. *BMJ Open*, **2021**; 11 (5): e043301

Piepoli MF, Hoes AW, Agewall S, et al., 2016 European Guidelines on cardiovascular disease prevention in clinical practice: The Sixth Joint Task Force of the European Society of Cardiology and Other Societies on Cardiovascular Disease Prevention in Clinical Practice (constituted by representatives of 10 societies and by invited experts) Developed with the special contribution of the European Association for Cardiovascular Prevention & Rehabilitation (EACPR). *European Heart Journal* **2016**; 37 (29): 2315–2381

Ravindran AV, Balneaves LG, Faulkner G, et al., Canadian Network for Mood and Anxiety Treatments (CANMAT) 2016 Clinical Guidelines for the Management of Adults with Major Depressive Disorder: Section 5. Complementary and Alternative Medicine Treatments. *The Canadian Journal of Psychiatry* **2016**; 61 (9): 576–587

Rimm EB, Appel LJ, Chiuve SE, et al., Seafood Long-Chain n-3 Polyunsaturated Fatty Acids and Cardiovascular Disease: A Science Advisory From the American Heart Association. *Circulation,* **2018**; 138 (1): e35–e47

Siscovick DS, Barringer TA, Fretts AM, et al., Omega-3 Polyunsaturated Fatty Acid (Fish Oil) Supplementation and the Prevention of Clinical Cardiovascular Disease: A Science Advisory From the American Heart Association. *Circulation,* **2017**; 135 (15): e867–e884

Stark KD, Van Elswyk ME, Higgins MR, et al., Global survey of the omega-3 fatty acids, docosahexaenoic acid and eicosapentaenoic acid in the blood stream of healthy adults. *Progress in Lipid Research* **2016**; 63: 132–152

Von Schacky C, Confusion about the effects of omega-3 fatty acids: Contemplation of study data taking the omega-3 index into consideration. *Internist (Berlin)* **2019**; 60 (12): 1319–1327

Von Schacky C, Der HS-Omega 3 Index®: klinische Wertigkeit standardisierter Fettsäureanalytik. *Journal of Laboratory Medicine* **2014**; 38 (4): 167–177

Von Schacky C, Omega-3 Index and Cardiovascular Health. *Nutrients,* **2014**; 6(2): 799–814

LITERATUR ZU KAPITEL 2

Bang HO, Dyerberg J., Nielsen AB, Plasma lipid and lipoprotein pattern in Greenlandic West-coast Eskimos. *Lancet* **1971**; 1 (7710): 1143–1145

Bang HO, Dyerberg J, Sinclair HM, The composition of the Eskimo food in north western Greenland. *The American Journal of Clinical Nutrition* **1980**; 33 (12): 2657–2661

Calder PC, Polyunsaturated fatty acids and inflammatory processes: New twists in an old tale. *Biochimie,* **2009**; 91 (6): 791–795

Eaton SB, Konner M, Paleolithic nutrition. A consideration of its nature and current implications. *The New England Journal of Medicine* **1985**; 312 (5): 283–289

Eaton SB, Eaton SB 3rd, Konner MJ, Paleolithic nutrition revisited: a twelve-year retrospective on its nature and implications. *European Journal of Nutrition* **1997**; 51 (4): 207–216

Gröber U, Orthomolekulare Medizin: Ein Leitfaden für Ärzte und Apotheker. 1. Auflage, Wissenschaftliche Verlagsgesellschaft, Stuttgart, **1999**.

Harris WS, Reid KJ, Sands SA, Spertus JA, Blood omega-3 and transfatty acids in middle-aged acute coronary syndrome patients. *American Journal of Cardiology* **2007**; 99 (2): 154–158

James MJ, Gibson RA, Cleland LG, Dietary polyunsaturated fatty acids and inflammatory mediator production. *The American Journal of Clinical Nutrition* **2000**; 71 (1 Suppl.): 343S–348S

Von Schacky C, Omega-3 Index and Cardiovascular Health. *Nutrients,* **2014**; 6 (2): 799–814

Von Schacky C, Passow A, Kiefl R, Trans-fatty acid levels in erythrocytes in Europe. *European Journal of Nutrition* **2017**; 56 (4): 1719–1723

LITERATUR ZU KAPITEL 3

Adam O, Beringer C, Kless T, et al., Anti-inflammatory effects of a low arachidonic acid diet and fish oil in patients with rheumatoid arthritis. *Rheumatology International* **2003**; 23 (1): 27–36

Berg JM, Tymoczko JL, Stryer L, Fatty acid metabolism. *Biochemistry.* 5th edition, New York, WH Freeman, **2002**.

Bourre JM, Roles of unsaturated fatty acids (especially omega-3 fatty acids) in the brain at various ages and during ageing. *The Journal of Nutrition, Health and Aging* **2004**; 8 (3): 163–174

De Carvalho CCR, Caramujo MJ, The Various Roles of Fatty Acids. *Molecules,* **2018**; 23 (10): 2583

Pifferi F, Laurent B, Plourde M, Lipid Transport and Metabolism at the Blood-Brain Interface: Implications in Health and Disease. *Front Physiol,* **2021**; 12: 645646

Plourde M, Cunnane SC, Extremely limited synthesis of long chain polyunsaturates in adults: implications for their dietary essentiality and use as supplements. *Applied Physiology, Nutrition, and Metabolism* **2007**; 32 (4): 619–634

Simopoulos AP, The importance of the ratio of omega-6/omega-3 essential fatty acids. *Biomedicine & Pharmacotherapy* **2002**; 56 (8): 365–379

Simopoulos AP, The importance of the omega-6/omega-3 fatty acid ratio in cardiovascular disease and other chronic diseases. *Experimental Biology and Medicine* **2008**; 233 (6): 674–688

Simopoulos AP, An increase in the omega-6/omega-3 fatty acid ratio increases the risk for obesity. *Nutrients,* **2016**; 8 (3): 128

LITERATUR ZU KAPITEL 4

Adam O, Beringer C, Kless T et al., Anti-inflammatory effects of a low arachidonic acid diet and fish oil in patients with rheumatoid arthritis. *Rheumatology International* **2003**; 23 (1): 27–36

Harris WS, von Schacky C, The Omega-3 Index: a new risk factor for death from coronary heart disease? *Preventive Medicine* **2004**; 39 (1): 212–220

Sears B, Bell S, The zone diet: an anti-inflammatory, low glycemic-load diet. *Metabolic Syndrome and Related Disorders* **2004**; 2 (1): 24–38

Sears B. The Anti-Inflammation Zone: Reversing the silent epidemic that's destroying our health (The Zone), Regan Books, New York/USA, **2005**.

Sears B, Ricordi C, Anti-Inflammatory Nutrition as a Pharmacological Approach to Treat Obesity. *Obesity* **2011**; 2011: 431985.

Simopoulos AP, Evolutionary aspects of the dietary omega-6:omega-3 fatty acid ratio: medical implications. *World Review of Nutrition and Dietetics* **2009**; 100: 1–21

Simopoulos AP, Omega-6/omega-3 fatty acid ratio and trans fatty acids in non-insulin-dependent diabetes mellitus. *Annals of the New York Academy of Sciences* **1997**; 827: 327–338

Souci SW, Fachmann W, Kraut H, Die Zusammensetzung der Lebensmittel, Nährwert-Tabellen. 8., revidierte und ergänzte Auflage. *Wissenschaftliche Verlagsgesellschaft*, Stuttgart, **2016.**

Von Schacky C, Der HS-Omega 3 Index®: klinische Wertigkeit standardisierter Fettsäureanalytik. *Journal of Laboratory Medicine* **2014**; 38 (4): 167–177

Von Schacky C, Passow A, Kiefl R, Trans-fatty acid levels in erythrocytes in Europe. *European Journal of Nutrition* **2017**; 56 (4): 1719–1723

LITERATUR ZU KAPITEL 5

Allaire J, Couture P, Leclerc M, et al., A randomized, crossover, head-to-head comparison of eicosapentaenoic acid and docosahexaenoic acid supplementation to reduce inflammation markers in men and women: the Comparing EPA to DHA (ComparED) Study. *The American Journal of Clinical Nutrition* **2016**; 104: 280–287

Aarsetoy H, Pönitz V, Nilsen OB, et al., Low levels of cellular omega-3 increase the risk of ventricular fibrillation during the acute ischaemic phase of a myocardial infarction. *Resuscitation*, **2008**; 78 (3): 258–264

Calder PC, Fatty acids and inflammation: the cutting edge between food and pharma. *European Journal of Pharmacology* **2011**; 668 (S1): S50–S58

Calder PC, Omega-3 fatty acids and inflammatory processes: from molecules to man. *Biochemical Society Transactions* **2017**; 45 (5): 1105–1115

Calder PC, Omega-3 polyunsaturated fatty acids and inflammatory processes: nutrition or pharmacology? *British Journal of Clinical Pharmacology* **2012**; 75 (3): 645–662

Calder PC, Bosco N, et al., Bourdet-Sicard R, et al., Health relevance of the modification of low grade inflammation in ageing (inflammageing) and the role of nutrition. *Ageing Research Reviews* **2017**; 49: 95–119

Cheng P, Huang W, Bai S, et al. BMI Affects the Relationship between Long Chain N-3 Polyunsaturated Fatty Acid Intake and Stroke Risk: a Meta-Analysis. *Scientific Reports* **2015**; 5: 14161. doi: 10.1038/srep14161, 2015

Fusco R, Siracusa R, Genovese T, et al., Focus on the Role of NLRP3 Inflammasome in Diseases. *International Journal of Molecular Sciences* **2020**; 21, 4223; doi:10.3390/ijms21124223

Gutiérrez S, Svahn SL, Johansson ME, Effects of Omega-3 Fatty Acids on Immune Cells. *International Journal of Molecular Sciences* **2019**; 20, 5028; doi:10.3390/ijms20205028

Hoshi T, Wissuwa B, Tian Y, et al., Omega-3 fatty acids lower blood pressure by directly activating large-conductance Ca2+-dependent K+- channels. *Proceedings of the National Academy of Sciences of the United States of America* **2013**;110(12): 4816–4821

Innes JK, Calder PC, Marine Omega-3 (N-3) Fatty Acids for Cardiovascular Health: An Update for 2020. *International Journal of Molecular Sciences* **2020**, 21, 1362; doi:10.3390/ijms21041362

Kelley N, Jeltema D, Duan Y, He Y, The NLRP3 Inflammasome: An Overview of Mechanisms of Activation and Regulation. *International Journal of Molecular Sciences* **2019**, 20, 3328;
doi:10.3390/ijms20133328

Kojuri J, Ostovan MA, Rezaian GR, et al., Effect of omega-3 on brain natriuretic peptide and echocardiographic findings in heart failure: Double-blind placebo-controlled randomized trial. *Journal of Cardiovascular Translational Research* **2013**; 4 (1): 20–24

McDougle DR, Watson JE, Abdeen AA, et al., Anti-inflammatory Ω-3 endocannabinoid epoxides. *Proceedings of the National Academy of Sciences of the United States of America* **2017**; 114 (30): E6034–E6043

Miller PE, Van Elswyk M, Alexander DD, Long-chain Omega-3 fatty acids eicosapentaenoic acid and docosahexaenoic acid and blood pressure: a meta-analysis of randomized controlled trials. *American Journal of Hypertension* **2014**; 27 (7): 885–896

Murphy K, Weaver C, Janeway Immunobiology, 9th revised edition, *Norton & Company*, New York, **2016**.

Vors C, Allaire J, Blanco Mejia S, et al., Comparing the Effects of Docosahexaenoic and Eicosapentaenoic Acids on Inflammation Markers Using Pairwise and Network Meta-Analyses of Randomized Controlled Trials. *Advances in Nutrition* **2021**; 12 (1): 128–140

Stockert K, Allergie, Mikrobiom und weitere epigenetische Faktoren. *Allergieprävention*, **2020**; 47–118

Stockert K, Lipidmediatoren und ihre Rolle bei Entzündungen und Allergien. *Allergieprävention*, **2020**; 185–245

Tribulova N, Bacova BS, Benova TE, et al., Omega-3 Index and Anti-Arrhythmic Potential of Omega-3 PUFAs. *Nutrients* **2017**, 9, 1191; doi:10.3390/nu9111191

Von Schacky C, A review of omega-3 ethyl esters for cardiovascular prevention and treatment of increased blood triglyceride levels. *Vascular Health and Risk Management* **2006**; 2 (3): 251–262

Von Schacky, Omega-3-Fettsäuren – gesundheitliche Effekte und Diagnose eines Mangels. *om – Zeitschrift für Orthomolekulare Medizin* **2021**; 19: 4–6

Wang C, Xiong B, Huang J., The Role of Omega-3 Polyunsaturated Fatty Acids in Heart Failure: A Meta-Analysis of Randomised Controlled Trials. *Nutrients,* **2017**; 9 (1): 18

Yan Y, Jiang W, Spinetti T, et al., Omega-3 fatty acids prevent inflammation and metabolic disorder through inhibition of NLRP3 inflammasome activation. *Immunity,* **2013**; 38(6): 1154–1163

LITERATUR ZU KAPITEL 6

Lebensphasen

Al-Safi ZA, Liu H, Carlson NE, et al., Omega-3 Fatty Acid Supplementation Lowers Serum FSH in Normal Weight But Not Obese Women. The Journal of Clinical Endocrinology and Metabolism **2016**; 101 (1): 324–333

Falsig AML, Gleerup CS, Knudsen UB, The influence of omega-3 fatty acids on semen quality markers: a systematic PRISMA review. *Andrology*, **2019**; 7 (6): 794–803

Gellert S, Schuchardt JP, Hahn A, Higher omega-3 index and DHA status in pregnant women compared to lactating women – Results from a German nation-wide cross-sectional study. *PLEFA*, **2016**; 109: 22–28

Gröber U, Healthy Aging: Gesundheit im Alter ist kein Zufall. *om – Zeitschrift für Orthomolekulare Medizin* **2020**; 18: 22–28

Gröber U, Kisters K, Neuroenhancement with vitamins and other micronutrients? *Pharmakon*, **2015**; 3 (3): 231–237

Lenzi A, Gandini L, Maresca V, et al., Fatty acid composition of spermatozoa and immature germ cells. *Molecular Human Reproduction* **2000**; 6 (3): 226–231

Nehra D, Le HD, Fallon EM, et al., Prolonging the female reproductive lifespan and improving egg quality with dietary omega-3 fatty acids. *Aging Cell*, **2012**; 11 (6): 1046–1054

Pfeiffer S, Kinderwunsch oder Wunschkind. *om – Zeitschrift für Orthomolekulare Medizin* **2021**; 19: 19–22

Ramsden CE, Breathing Easier with Fish Oil – A New Approach to Preventing Asthma? *The New England Journal of Medicine* **2016**; 375 (26): 2596–2598; doi: 10.1056/NEJMe1611723

Middleton P, Gomersall JC, Gould JF, et al., Omega-3 fatty acid addition during pregnancy. *Cochrane Database of Systematic Reviews* **2018**, 11. Art. No.: CD003402. doi: 10.1002/14651858. CD003402.pub3

Ryan AS, Astwood JD, Gautier S, et al., Effects of long-chain polyunsaturated fatty acid supplementation on neurodevelopment in childhood: a review of human studies. *PLEFA*, **2010**; 82 (4–6): 305–314

Von Schacky C, Omega-3 Fatty Acids in Pregnancy – The Case for a Target Omega-3 Index. *Nutrients* **2020**, 12, 898; doi:10.3390/nu12040898

Spezifische Erkrankungen und Organe

Allergische Erkrankungen:

Bjorneboe A, Soyland E, Bjornebo GE, et al., Effect of dietary supplementation with eicosapentaenoic acid in the treatment of atopic dermatitis. *British Journal of Dermatology* **1987**; 117 (4): 463–469

Mansour NO, Mohamed AA, Hussein M, et al., The impact of vitamin D supplementation as an adjuvant therapy on clinical outcomes in patients with severe atopic dermatitis: A randomized controlled trial. *Pharmacology Research & Perspectives* **2020**; 8 (6): e00679

Miles EA, Calder PC, Can Early Omega-3 Fatty Acid Exposure Reduce Risk of Childhood Allergic Disease? *Nutrients,* **2017**; 9 (7): 784

Udompataikul M, Huajai S, Chalermchai T, et al., The Effects of Oral Vitamin D Supplement on Atopic Dermatitis: A Clinical Trial with Staphylococcus aureus Colonization Determination. *Journal of the Medical Association of Thailand* **2015**; 98 Suppl. 9: S23–30

Atemwegserkrankungen:

Doaei S, Gholami S, Rstgoo S, et al., The effect of omega-3 fatty acid supplementation on clinical and biochemical parameters of critically ill patients with COVID-19: a randomized clinical trial. *Journal of Translational Medicine* **2021**; 9 (1): 128

Gröber U, COVID-19 und Long-COVID. Bessere Resilienz durch immunrelevante Mikronährstoffe. 1. Auflage, *Wissenschaftliche Verlagsgesellschaft,* Stuttgart, **2021**.

Hathaway D, Pandav K, Patel M, et al., Omega-3 Fatty Acids and COVID-19: A Comprehensive Review. *Journal of Infection and Chemotherapy* **2020**; 52 (4): 478–495

Augenerkrankungen:

Bhargava R, Kumar P, Phogat H, et al. Oral omega-3 fatty acids treatment in computer vision syndrome related dry eye. *Contact Lens & Anterior Eye.* **2015**; 38 (3): 206–210

Epitropoulos AT, Donnenfeld ED, Shah ZA, et al., Effect of Oral Re-esterified Omega-3 Nutritional Supplementation on Dry Eyes. *Cornea,* **2016**; 35 (9): 1185–1191

Garcia-Layana A, Recalde S, Alaman AS, et al., Effects of lutein and docosahexaenoic Acid supplementation on macular pigment optical density in a randomized controlled trial. *Nutrients,* **2013**; 5 (2): 543–551

Garcia-Layana A, Recalde S, Hernandez M, et al., A Randomized Study of Nutritional Supplementation in Patients with Unilateral Wet Age-Related Macular Degeneration. *Nutrients,* **2021**; 13 (4): 1253

Georgiou T, Prokopiou, The New Era of Omega-3 Fatty Acids Supplementation: Therapeutic Effects on Dry Age-Related Macular Degeneration. *Journal of Stem Cell Research and Medicine* **2015**; 10 (3): 205–215

Giannaccare G, Pellegrini M, Sebastiani S, et al., Efficacy of Omega-3 Fatty Acid Supplementation for Treatment of Dry Eye Disease: A Meta-Analysis of Randomized Clinical Trials. *Cornea,* **2019**; 38 (5): 565–573

Vimont C, The Benefits of Fish Oil for Dry Eye. *American Academy of Opthalmology,* **2020.**

Zimmermann N, Erb C, Immunoassay für Matrix-Metalloproteinase-9 in der Tränenflüssigkeit bei Patienten mit Pseudoexfoliationssyndrom – eine Pilotstudie. *Klinische Monatsblätter für Augenheilkunde* **2013**; 230 (8): 804–807

Autoimmunerkrankungen:

AlAmmar WA, Albeesh FH, Ibrahim LM, et al., Effect of omega-3 fatty acids and fish oil supplementation on multiple sclerosis: a systematic review. *Nutritional Neuroscience* **2021**; 24 (7): 569–579

Gröber U, Kurzschluss im Nervensystem: Ausgewählte Umweltfaktoren und Mikronährstoffe bei Multipler Sklerose. *om – Zeitschrift für Orthomolekulare Medizin* **2019**; 17: 1–10

Swank RL, Multiple sclerosis: a correlation of its incidence with dietary fat. *The American Journal of the Medical Sciences* **1950**; 220: 421–430

Darmerkrankungen:

Basson AR, Chen C, Sagl F, et al., Regulation of Intestinal Inflammation by Dietary Fats. *Frontiers in Immunology* **2021**; 11: 604989

Beluzzi A, Brignola C, Campieri M, et al., Effect of an enteric-coated fish-oil preparation on relapses in Crohn's disease. *The New England Journal of Medicine* **1996**; 334 (24): 1557–1560

Charoenngam N, Shirvani A, Kalajian TA, et al., The Effect of Various Doses of Oral Vitamin D 3 Supplementation on Gut Microbiota in Healthy Adults: A Randomized, Double-blinded, Dose-response Study. *Anticancer Research* **2020**; 40 (1): 551–556

King D, Reulen RC, Thomas T, et al, Changing patterns in the epidemiology and outcomes of inflammatory bowel disease in the United Kingdom: 2000–2018. Alimentary Pharmacology and Therapeutics **2020**; 51 (10): 922–934

Marton LT, de Alvares Goulart R, Alves de Carvalho A, et al., Omega Fatty Acids and Inflammatory Bowel Diseases: An Overview. *International Journal of Molecular Sciences* **2019**; 20 (19): 4851

Parolini C, Effects of Fish n-3 PUFAs on Intestinal Microbiota and Immune System. *Marine Drugs* **2019**; 17 (6): 374

Romano C, Cucchiara S, Barabino A, et al., Study Group of Pediatric Inflammatory Bowel Diseases, Usefulness of Ω-3 fatty acid supplementation in addition to mesalazine in maintaining remission in pediatric Crohn's disease: A double-blind, randomized, placebo-controlled study. *World Journal of Gastroenterology* **2005**; 11 (45): 7118–712111(45): 7118-7121.

Diabetes mellitus

Abbott KA, Burrows TL, Acharya S, et al., DHA-enriched fish oil reduces insulin resistance in overweight and obese adults. *PLEFA*, **2020**; 159: 102154. doi: 10.1016/j.plefa.2020.102154

Armstrong DG, Boulton AJM, Bus SA., Diabetic foot ulcers and their recurrence. *The New England Journal of Medicine* **2017**; 376 (24): 2367–2375

Chen C, Yang Y, Yu X, et al., Association between omega-3 fatty acids consumption and the risk of type 2 diabetes: A meta-analysis of cohort studies. *Journal of Diabetes Investigation* **2017**; 8 (4): 480–488

Chowdhury MH, Ghosh S, Kabir MR, et al., Effect of supplementary omega-3 fatty acids on pregnant women with complications and pregnancy outcomes: review from literature. *Journal of Maternal-Fetal and Neonatal Medicine* **2020**; 1–17

Gröber, U, Kisters, K, Schmidt J, Micronutrients in diabetology. *Medizinische Monatsschrift für Pharmazeuten* **2014**; 37: 284–292

Gröber U, Holick MF, Diabetes Prevention: Vitamin D Supplementation May Not Provide Any Protection If There Is No Evidence of Deficiency! *Nutrients,* **2019**; 11, 2651; doi:10.3390/nu11112651

Lepretti M, Martucciello S, Buros Aceves MA, et al., Omega-3 Fatty Acids and Insulin Resistance: Focus on the Regulation of Mitochondria and Endoplasmic Reticulum Stress. *Nutrients,* **2018**; 10 (3): 350

O'Mahoney LL, Matu J, Price OJ, et al., Omega-3 polyunsaturated fatty acids favourably modulate cardiometabolic biomarkers in type 2 diabetes: a meta-analysis and meta-regression of randomized controlled trials. *Cardiovascular Diabetology* **2018**; 17 (1): 98

Walle H, Gröber U, Spitz J, Diabetes ade – mach einfach mit! Das Buch für Diabetiker – und alle, die es nicht werden wollen. *Hirzel Verlag,* **2017**.

Yanai H, Masui Y, Katsuyama H, et al., An Improvement of Cardiovascular Risk Factors by Omega-3 Polyunsaturated Fatty Acids. *Journal of Clinical Medicine Research* **2018**, 10 (4): 281–289

Nicht-alkoholische Fettleber (NAFL)

He XX, Wu XL, Chen RP et al., Effectiveness of Omega-3 Polyunsaturated Fatty Acids in Non-Alcoholic Fatty Liver Disease: A Meta-Analysis of Randomized Controlled Trials. *PLoS One,* **2016**; 11 (10): e0162368

Lee CH, Fu Y, Yang SJ et al., Effects of Omega-3 Polyunsaturated Fatty Acid Supplementation on Non-Alcoholic Fatty Liver: A Systematic Review and Meta-Analysis. *Nutrients* **2020**; 12 (9): 2769

Scorletti E, Byrne CD, Omega-3 fatty acids and non-alcoholic fatty liver disease: Evidence of efficacy and mechanism of action. *Molecular Aspects of Medicine* **2018**; 64: 135–146

Shulman GI, Ectopic fat in insulin resistance, dyslipidemia, and cardiometabolic disease. *The New England Journal of Medicine* **2014**; 371 (12): 1131–1141

Von Schacky C, Smith AD, Jernerén F, et al., Omega-3 index in 2018/19. Ω-3 fatty acids and their interactions. Impact of Long-Term Supplementation with Fish Oil in Individuals with Non-Alcoholic Fatty Liver Disease: A Double Blind Randomized Placebo Controlled Clinical Trial. *Proceedings of the Nutrition Society* **2020**; 113 (4): 1–7

Worm N, Mehr Fett gegen Fettleber. *om – Zeitschrift für Orthomolekulare Medizin* **2021**; 19: 10–14

Fettstoffwechselstörungen

Bhatt DL, Steg PG, Miller M et al., Cardiovascular Risk Reduction with Icosapent Ethyl for Hypertriglyceridemia. *The New England Journal of Medicine* **2019;** 380 (1): 11–22

Innes JK, Calder PC, Marine Omega-3 (N-3) Fatty Acids for Cardiovascular Health: An Update for 2020. *International Journal of Molecular Sciences* **2020**; 21 (4): 1362

Kim MG, Yang I, Lee HS et al., Lipid-modifying effects of krill oil vs fish oil: a network meta-analysis. *Nutr Rev,* **2020**; 78 (9): 699–708

Natto ZS, Yaghmoor W, Alshaeri HK, et al., Omega-3 Fatty Acids Effects on Inflammatory Biomarkers and Lipid Profiles among Diabetic and Cardiovascular Disease Patients: A Systematic Review and Meta-Analysis. *Scientific Reports* **2019**; 9 (1): 18867

Entzündlich geprägte Hauterkrankungen

Balic A, Vlasic D, Zuzul K, et al., Omega-3 Versus Omega-6 Polyunsaturated Fatty Acids in the Prevention and Treatment of Inflammatory Skin Diseases. *International Journal of Molecular Sciences* **2020**; 21 (3): 741

Clark CCT, Taghizahed M, Nahavandi M, et al., Efficacy of Ω-3 supplementation in patients with psoriasis: a meta-analysis of randomized controlled trials. *Clinical Rheumatology* **2019**; 38 (4): 977–988

Danielsen K, Olsen AO, Wilsgaard T, Furberg AS, Is the prevalence of psoriasis increasing? A 30-year follow-up of a population-based cohort. *British Journal of Dermatology* **2013**; 168 (6): 1303–1310

Upala S, Yong WC, Theparee T, et al., Effect of omega-3 fatty acids on disease severity in patients with psoriasis: A systematic review. *International Journal of Rheumatic Diseases* **2017**; 20 (4): 442–450

Herz-Kreislauf-Erkrankungen

Cheng P, Huang W, Bai S, et al., BMI Affects the Relationship between Long Chain N-3 Polyunsaturated Fatty Acid Intake and Stroke Risk: a Meta-Analysis. *Scientific Reports* **2015**; 5: 14161.

Farzaneh-Far R, Lin J, Epel ES, et al., Association of marine Omega-3 fatty acid levels with telomeric aging in patients with coronary heart disease. *JAMA*, **2010**; 303 (3): 250–257

Huang T, Li KL, Asimi S, et al., Effect of vitamin B-12 and n-3 polyunsaturated fatty acids on plasma homocysteine, ferritin, C-reactive protein, and other cardiovascular risk factors: a randomized controlled trial. *Asia Pacific Journal of Clinical Nutrition* **2015**; 24 (3): 403–411

Lechner K, von Schacky C, McKenzie AL, et al., Lifestyle factors and high-risk atherosclerosis: Pathways and mechanisms beyond traditional risk factors. *European Journal of Preventive Cardiology* **2020**; 27 (4): 394–406

Marchioli R, Barzi F, Bomba E, et al., Early protection against sudden death by n-3 polyunsaturated fatty acids after myocardial infarction: time-course analysis of the results of the Gruppo Italiano per lo Studio della Sopravvivenza nell'Infarto Miocardico (GISSI)-Prevenzione. *Circulation*, **2002**; 105 (16): 1897–1903

Miller PE, Van Elswyk M, Alexander DD, Long-chain Omega-3 fatty acids eicosapentaenoic acid and docosahexaenoic acid and blood pressure: a meta-analysis of randomized controlled trials. *American Journal of Hypertension* **2014**; 27 (7): 885–896

Thies F, Garry JMC, Yaqoob P, et al., Association of n-3 polyunsaturated fatty acids with stability of atherosclerotic plaques: a randomised controlled trial. The *Lancet*, **2003**; 361 (9356): 477–485

Von Schacky C, Omega-3-Index 2018/19. *Proceedings of the Nutrition Society* **2020**; 79: 381–387

Yang B, Shi MQ, Li ZH, et al., Fish, Long-Chain n-3 PUFA and Incidence of Elevated Blood Pressure: A Meta-Analysis of Prospective Cohort Studies. *Nutrients,* **2016**; 8 (1). pii: E58

Zhang B, Xiong K, Cai J, et al., Fish Consumption and Coronary Heart Disease: A Meta-Analysis. *Nutrients,* **2020**; 12 (8): 2278

Knochen- und Gelenkerkrankungen

Abou-Saleh H, Ouhtit A, Halade GV, et al., Bone Benefits of Fish Oil Supplementation Depend on its EPA and DHA Content. *Nutrients,* **2019**; 11 (11): 2701

Hill CL, March LM, Aitken D, et al., Fish oil in knee osteoarthritis: a randomised clinical trial of low dose versus high dose. *Annals of the Rheumatic Diseases* **2016**; 75 (1): 23–29

Kuszewski JC, Wong RHX, Howe PR, et al., Fish oil supplementation reduces osteoarthritis-specific pain in older adults with overweight/obesity. *Rheumatology Advances in Practice* **2020**; 4 (2): rkaa036

Rozner R, Vernikov J, Griess-Fishheimer S, et al., The Role of Omega-3 Polyunsaturated Fatty Acids from Different Sources in Bone Development. *Nutrients,* **2020**; 12 (11): 3494

Sibille KT, King C, Garrett TJ, et al., Omega-6:Omega-3 PUFA Ratio, Pain, Functioning, and Distress in Adults with Knee Pain. *Clinical Journal of Pain* **2019**; 34 (2): 182–189

Sharma T, Mandal CC, Omega-3 fatty acids in pathological calcification and bone health. *Journal of Food Biochemistry* **2020**; 44 (8): e13333

Krebserkrankungen

Azrad M, Turgeon C, Demark-Wahnefried W, Current evidence linking polyunsaturated Fatty acids with cancer risk and progression. *Frontiers in Oncology* **2013**; 3: 224; doi: 10.3389/fonc.2013.00224

Ghoreishi Z, Esfahani A, Diazaveri A, et al., Omega-3 fatty acids are protective against paclitaxel-induced peripheral neuropathy: a randomized double-blind placebo controlled trial. *BMC Cancer,* **2012**; 12: 355

Gröber U, Holzhauer P, Kisters K, Holick MF, Adamietz IA, Micronutrients in Oncological Intervention. *Nutrients,* **2016**; 8 (3): 163; doi: 10.3390/nu8030163

Liu J, Ma DW; The role of n-3 polyunsaturated fatty acids in the prevention and treatment of breast cancer. *Nutrients,* **2014**; 6 (11): 5184–5223

Jing K, Song KS, Shin S, et al., Docosahexaenoic acid induces autophagy through p53/AMPK/mTOR signaling and promotes apoptosis in human cancer cells harboring wild-type p53. *Autophagy,* **2011**; 7 (11): 1348–1358

Nabavi SF, Bilotto S, Russo GL, et al., Omega-3 polyunsaturated fatty acids and cancer: lessons learned from clinical trials. *Cancer and Metastasis Reviews* **2015**; 34(3): 359-380.

Shen S, Unger JM, Crew KD, et al., Omega-3 fatty acid use for obese breast cancer patients with aromatase inhibitor-related arthralgia (SWOG S0927). *Breast Cancer Research and Treatment* **2018; doi: 10.1007/s10549-018-4946-0**

Wan XH, Fu X, Ababaikeli G, Docosahexaenoic Acid Induces Growth Suppression on Epithelial Ovarian Cancer Cells More Effectively than Eicosapentaenoic Acid. *Nutrition and Cancer* **2016**; 68 (2): 320–327

Yang B, Ren XL, Fu YQ, et al., Ratio of n-3/n-6 PUFAs and risk of breast cancer: a meta-analysis of 274135 adult females from 11 independent prospective studies. *BMC Cancer*; **2014**; 14: 105

Zheng JS, Hu XJ, Zhao YM, et al., Intake of fish and marine n-3 polyunsaturated fatty acids and risk of breast cancer: meta-analysis of data from 21 independent prospective cohort studies. *BMJ*, **2013**; 346: f3706

Leistungssport

Gröber U, Metabolic Tuning statt Doping. Mikronährstoffe im Leistungssport. 2. Auflage, *Wissenschaftliche Verlagsgesellschaft*, **2022**

Kyriakidou Y, Wood C, Ferrier C, et al., The effect of Omega-3 polyunsaturated fatty acid supplementation on exercise-induced muscle damage. *Journal of the International Society of Sports Nutrition* **2021**; 18 (1): 9

Simopoulos AP, Omega-3 fatty acids and athletics. *Current Sports Medicine Reports* **2007**; 6 (4): 230–236

Thielecke F, Blannin A, Omega-3 Fatty Acids for Sport Performance -– Are They Equally Beneficial for Athletes and Amateurs? A Narrative Review. *Nutrients*, **2020**; 12 (12): 3712

Von Schacky C, Kemper M, Haslbauer R, Halle M, Low Omega-3 Index in 106 German elite winter endurance athletes: a pilot study. *International Journal of Sport Nutrition and Exercise Metabolism* **2014**; 24 (5): 559–564

Neurodegenerative Erkrankungen

Avallone R, Vitale G, Bertolotti M, Omega-3 Fatty Acids and Neurodegenerative Diseases: New Evidence in Clinical Trials. *International Journal of Molecular Sciences* **2019**; 20 (17): 4256

Canhada S, Castro K, Schweigert Perry I, et al., Omega-3 fatty acids supplementation in Alzheimer's disease: A systematic review. *Nutritional Neuroscience* **2018**; 21 (8): 529–538

Shinto L, Quinn J, Montine T, A randomized placebo-controlled pilot trial of omega-3 fatty acids and alpha lipoic acid in Alzheimer's disease. *Journal of Alzheimer's Disease* **2014**; 38 (1): 111–120

Steen E, Terry BM, Rivera EJ, et al., Impaired insulin and insulin-like growth factor expression and signaling mechanisms in Alzheimer's disease – is this type 3 diabetes? *Journal of Alzheimer's Disease* **2005**; 7 (1): 63–80

Neurologische Erkrankungen

Cardia L, Calapai F, Mondello C, et al., Clinical use of omega-3 fatty acids in migraine. A narrative review. *Medicine (Baltimore)*, **2020**; 99 (42): e22253

De Almeida Soares A, Mendes Camarco Loucana P, et al., A double- blind, randomized, and placebo-controlled clinical trial with omega-3 polyunsaturated fatty acids (OPFA Ω-3) for the prevention of migraine in chronic migraine patients using amitriptyline. *Nutritional Neuroscience* **2018**; 21 (3): 219–223

Sadeghi O, Maghsoudi Z, Khorvash F, et al., The relationship between different fatty acids intake and frequency of migraine attacks. *Iranian Journal of Nursing and Midwifery Research* **2015**; 20 (3): 334–339

Sanders AE, Shaikh SR, Slade GD, Long-chain omega-3 fatty acids and headache in the U.S. population. *PLEFA,* **2018**; 135: 47–53

Psychiatrische Erkrankungen

Derbyshire E, Do Omega-3/6 Fatty Acids Have a Therapeutic Role in Children and Young People with ADHD? *Lipids,* **2017**; 2017: 6285218

Gröber U, Kisters K, Neuroenhancement with vitamins and other micronutrients? *Pharmakon,* **2015**; 3 (3): 231–237

Chang JPC, Su KP, Mondelli V, et al., Omega-3 Polyunsaturated Fatty Acids in Youths with Attention Deficit Hyperactivity Disorder: a Systematic Review and Meta-Analysis of Clinical Trials and Biological Studies. *Neuropsychopharmacology,* **2018**; 43 (3): 534–545

Chang JPC, Su KP, Mondelli V, et al., High-dose eicosapentaenoic acid (EPA) improves attention and vigilance in children and adolescents with attention deficit hyperactivity disorder (ADHD) and low endogenous EPA levels. *Transl Psychiatry,* **2019**; 9 (1): 303

Troesch B, Eggersdorfer M, Laviano A, et al., Expert Opinion on Benefits of Long-Chain Omega-3 Fatty Acids (DHA and EPA) in Aging and Clinical Nutrition. *Nutrients*, **2020**; 12 (9): 2555

Erkrankungen des rheumatischen Formenkreises

Adam O, Beringer C, Kless T, Anti-inflammatory effects of a low arachidonic acid diet and fish oil in patients with rheumatoid arthritis. *Rheumatology International* **2003**; 23 (1): 27–36

Galarraga B, Ho M, Youssef HM, et al., Cod liver oil (n-3 fatty acids) as an non-steroidal anti-inflammatory drug sparing agent in rheumatoid arthritis. *Rheumatology (Oxford)*, **2008; 47 (5): 665–669**

Goldberg RJ, Katz J, A meta-analysis of the analgesic effects of omega-3 polyunsaturated fatty acid supplementation for inflammatory joint pain. *Pain*, **2007**; 129 (1–2): 210–223

Kostoglou-Athanassiou I, Athanassiou L, Athanassiou P, et al., The Effect of Omega-3 Fatty Acids on Rheumatoid Arthritis. *Mediterranean Journal of Rheumatology* **2020**; 31 (2): 190–194

Rajaei E, Mowla K, Bahadoram S, et al., The Effect of Omega-3 Fatty Acids in Patients With Active Rheumatoid Arthritis Receiving DMARDs Therapy: Double-Blind Randomized Controlled Trial. *Global Journal of Health Science* **2016**; 8 (7): 18–25

Senftleber NK, Nielsen SM, Anersen JR, et al., Marine Oil Supplements for Arthritis Pain: A Systematic Review and Meta-Analysis of Randomized Trials. *Nutrients*, **2017**; 9 (1): 42

GLOSSAR

ADS Die Aufmerksamkeitsdefizit-Störung ist eine neurobiologische Erkrankung, bei der der Informationsaustausch zwischen den Nervenzellen im Gehirn nicht mehr regulär abläuft. ADS zählt zu den Verhaltens- und emotionalen Störungen, sie nimmt in der Kindheit oder Jugend ihren Anfang. Zu den Symptomen gehören Schwierigkeiten, die Aufmerksamkeit/Konzentration auf etwas zu richten und dort zu halten sowie seine Impulse/Emotionen zu steuern.

Bei Kindern/Jugendlichen mit **ADHS** (Aufmerksamkeitsdefizit-Hyperaktivitätsstörung) kommt zu diesen Merkmalen noch eine starke motorische Unruhe hinzu. Die Diagnose muss mittlerweile auf der Basis internationaler, von der Weltgesundheitsorganisation WHO klar vorgegebener Kriterien gestellt werden. Das zur Therapie in der Regel verschriebene Methylphenidat (Handelsname Ritalin®) fällt unter das Betäubungsmittelgesetz.

Apoptose Dabei handelt es sich um ein »Selbstmordprogramm« einzelner Zellen, eine Form des programmierten Zelltods. Ein Ziel der Krebsforschung ist es, bei entarteten Zellen die Apoptose kontrolliert auszulösen.

Autoimmunität Darunter versteht man die Unfähigkeit eines Organismus, seine Strukturbestandteile (zum Beispiel Membranen der Nervenzellen wie Myelin) als »körpereigen« zu erkennen. Dies führt zu einer pathologischen (krankhaften) Produktion von Antikörpern gegen körpereigene Bestandteile bzw. gegen körpereigenes Gewebe, die sich als Autoimmunerkrankung (zum Beispiel Multiple Sklerose) äußert.

Biodiversität In Bezug auf die Darmflora beschreibt der Begriff Biodiversität die Artenvielfalt der Bakterien im Darm. Bekanntlich ähnelt unser Darm mit der darin enthaltenen Darmflora einem komplexen Ökosystem. Die Vielfalt der Bakterien im Darm und die Wechselwirkung zwischen Darmschleimhaut und Darmflora sind für die Gesundheit und das Gleichgewicht dieses Ökosystems von elementarer Bedeutung.

Clearance bezeichnet die Eliminierung eines Stoffes aus dem Blut.

DAMP, Schadensassoziierte molekulare Muster (*Damage-associated Molecular Patterns,* DAMP) sind körpereigene Moleküle, die nach einer Gewebeverletzung als Gefahrensignal fungieren und eine Entzündungsreaktion auslösen und aufrechterhalten können.

Diabetes mellitus Typ 1, Typ 2 Dabei handelt es sich um eine Stoffwechselerkrankung, die in erster Linie den Zuckerstoffwechsel betrifft und auf einem absoluten (Diabetes mellitus Typ 1) oder relativen Insulinmangel (Diabetes mellitus Typ 2) beruht. Weniger als 10 % der Diabetiker leiden an einem absoluten Insulinmangel, über 90 % sind an Diabetes mellitus Typ 2 erkrankt. Die für diesen Diabetes-Typ verharmlosende Bezeichnung »Altersdiabetes« ist inzwischen überholt, da heute immer häufiger jüngere Menschen daran erkranken. Treffender ist wohl die Bezeichnung »Wohlstandsdiabetes«, denn die Hauptursache für Typ-2-Diabetes ist Übergewicht, das in den westlichen Industrienationen besonders weit verbreitet ist.

DNA Die DNA ist ein Biomolekül und Träger der Gene bei jedem Lebewesen, sie enthält seinen gesamten genetischen Bauplan. Berühmt ist ihre Struktur in Form einer »Doppelhelix« (Doppelspirale).

Gen Ein Gen ist ein Träger der Erbinformation, ein Abschnitt auf der DNA, der die Bauanleitung für ein körpereigenes Protein enthält.

Hashimoto-Thyreoiditis Diese Autoimmunerkrankung ist die häufigste Form der chronischen Schilddrüsenentzündung, dabei kommt es durch eine Fehlsteuerung des Immunsystems zur Zerstörung des Schilddrüsengewebes und auf Dauer zu einer Unterfunktion. Die Ursachen sind noch nicht im Einzelnen geklärt.

Immunoseneszenz ist die Bezeichnung für die langsame Verschlechterung des Immunsystems bei älteren Menschen.

Inflammation ist der fachsprachliche Begriff für Entzündung, anti-inflammatorisch meint demnach antientzündlich.

Insulinresistenz Bei Typ-2-Diabetikern liegt meist eine Insulinresistenz vor, das heißt, die Körperzellen sprechen auf das in der Bauchspeicheldrüse gebildete Insulin zunehmend schlechter an, sodass dort immer größere Mengen an Insulin produziert werden müssen. Irgendwann brennt die Bauchspeicheldrüse dabei buchstäblich aus – die Insulinproduktion versiegt! Die Folge sind zu hohe Blutzuckerspiegel, in der Fachsprache »Hyperglykämie« genannt.

Lipidperoxidation Unter Lipidperoxidation versteht man den durch oxidativen Stress bedingten Abbau von Lipiden bzw. Blutfetten. Bei diesem Prozess stehlen freie Radikale Elektronen von Blutfetten in der Zellmembran und verursachen so eine Kettenreaktion, die zur Zellschädigung führt.

Lymphozyten sind eine Klasse der weißen Blutkörperchen. Sie spielen eine sehr wichtige Rolle im Immunsystem, wo sie für die Abwehr von Krankheitserregern (mit-)verantwortlich sind.

Metabolisches Syndrom Beim metabolischen Syndrom treten eine gestörte Insulinwirkung, Übergewicht, Bluthochdruck und erhöhte Blutfette gemeinsam auf, es bildet die Vorstufe des Diabetes mellitus Typ 2. Auch wenn dieses Wohlstandssyndrom teilweise in unseren Genen verankert ist, so ist der Typ-2-Diabetes kein unabwendbares Schicksal. Ob und in welchem Ausmaß sich ein Typ-2-Diabetes entwickelt, liegt oft in unserer eigenen Hand und hängt maßgeblich von unserem Lebensstil ab – vor allem vom Ausmaß der körperlichen Aktivität und der Qualität der Ernährung.

Metaboliten (von griechisch *metabolítes,* »der Umgewandelte«) sind Stoffe, die als Zwischen- oder Abbauprodukte bei biochemischen Vorgängen im Organismus entstehen.

Mikronährstoffe Dazu werden die Vitamine (zum Beispiel Vitamin C), Mineralstoffe (zum Beispiel Magnesium, Selen), Vitaminoide (zum Beispiel Coenzym Q10), Aminosäuren (zum Beispiel L-Arginin) und die essenziellen Fettsäuren gerechnet.

Oxi-Inflammaging Die altersbedingte Zunahme an Oxidativem Stress und Entzündungsprozessen *(Inflammation)* wird als Oxi-Inflammaging bezeichnet („Entzündungsaltern").

PAMP, Pathogenassoziierte molekulare Muster (*Pathogen-associated molecular Patterns,* PAMP) sind Strukturmoleküle, die charakteristisch sind für Mikroorganismen (z. B. Bakterien, Viren).

Placebo Ein Placebo ist ein Schein-Arzneimittel, das keinen Wirkstoff enthält und somit auch keine durch einen solchen Stoff verursachte pharmakologische Wirkung haben kann.

Präeklampsie Diese »Schwangerschaftsvergiftung« ist eine nur in der Schwangerschaft auftretende Erkrankung, zu deren Charakteristika ein erhöhter Blutdruck (Hypertonie), vermehrte Eiweißausscheidung im Urin und Wassereinlagerungen im Gewebe mit entsprechenden Anschwellungen (Ödeme) zählen und die vermutlich von einer Überbelastung des Körpers der Mutter durch die Schwangerschaft herrührt.

Pro-resolving Lipidmediatoren (SPMs) sind für die Auflösung entzündlicher Prozesse und die Eliminierung abgestorbener Zellen durch Makrophagen sowie die Hemmung von pro-inflammatorischen Zytokinen verantwortlich. Zytokine sind Proteine, die das Wachstum und die Differenzierung von Zellen regulieren.

Resilienz: Im übertragenen Sinne ist damit die physiologische und psychische Widerstandskraft gemeint, die Fähigkeit, schwierige Lebenssituationen ohne anhaltende Beeinträchtigung zu überstehen (z. B. Corona-Krise). Die sieben Säulen der Resilienz sind Optimismus, Akzeptanz, Lösungsorientierung, Verlassen der Opferrolle, Verantwortung übernehmen, Netzwerke aufbauen und Zukunft planen.

Supplementierung Darunter versteht man die gezielte Einnahme von Vitaminpräparaten und anderen Nahrungsergänzungsmitteln, idealerweise nach vorheriger und kontrollierender Labordiagnostik.

Telomere: Der Mensch ist so jung wie die Länge seiner Telomere – das sind die Schutzkappen an den Enden der Chromosomen. Mit jeder Zellteilung werden sie kürzer, bis sich die Zellen nicht mehr teilen und vergreisen. Bestimmte Maßnahmen (z. B. die Zufuhr von Omega 3) halten diesen Verschleiß jedoch auf und verlängern die Telomere wieder.

Tumornekrosefaktor alpha (TNF-α) Tumornekrosefaktor alpha (kurz: TNF-α) oder auch Kachektin genannt ist ein multifunktionaler Signalstoff (Zytokin) des Immunsystems, welcher bei lokalen und systemischen Entzündungen beteiligt ist. TNF-α wird hauptsächlich von Makrophagen ausgeschüttet. Seine wichtigste Funktion ist, die Aktivität verschiedener Immunzellen zu regeln. Er löst Fieber aus und ist an der Entstehung einer körperlichen Auszehrung, der sogenannten Kachexie, bei bestimmten Krankheiten beteiligt. Ferner hat er Effekte auf den Fettstoffwechsel, die Koagulation, die Insulinresistenz und die endotheliale Funktion.

Vitamin D, fachsprachlich Cholecalciferol, wird mithilfe des Sonnenlichts (UV-B: 290 bis 315 Nanometer) in der Haut gebildet. Danach wird die Muttersubstanz Cholecalciferol in der Leber zum 25-Hydroxy-Vitamin D [= 25(OH)D] umgewandelt.

Zytokine sind hormonartige Botenstoffe des Immunsystems (Signalstoffe, zum Beispiel TNF-α), die vor allem bei der Entwicklung und dem Verlauf entzündlich geprägter Erkrankungen eine Rolle spielen.

EBENFALLS IM SÜDWEST VERLAG ERHÄLTLICH

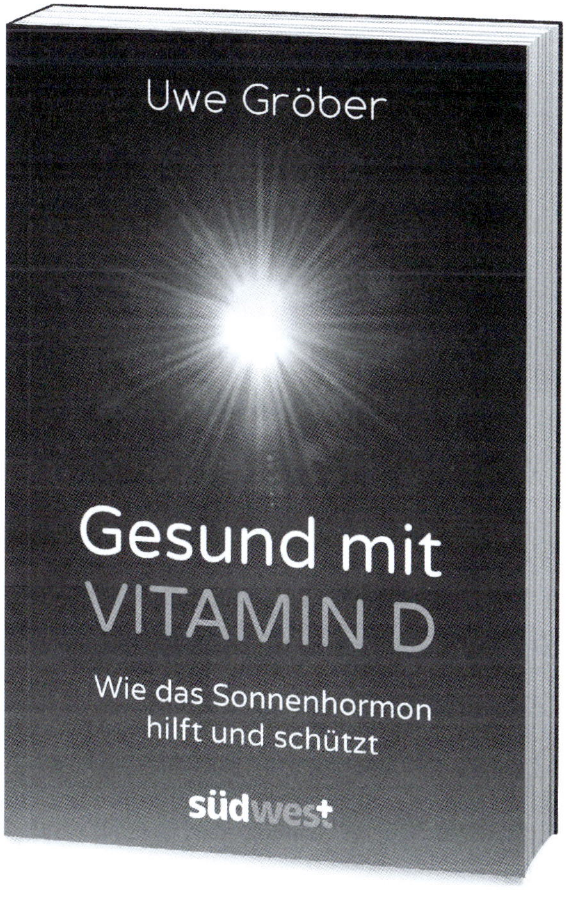

192 Seiten | ISBN 978-3-517-09515-8

südwest

IMPRESSUM

2. Auflage 2024 © 2021 by Südwest Verlag, einem Unternehmen der Penguin Random House Verlagsgruppe GmbH, Neumarkter Straße 28, 81673 München.

HINWEISE

BILDNACHWEIS

Adobe Stock: 21: Garnele, Muschel (Lifeking), Netzhaut (turhanerbas), Mitochondrium (Ashish), 23 Evolution (agaten), 25: Steinzeitmensch (agaten), Paleo-Ernährung, Mittelmeer-Ernährung (ninamunha)
grafikdesignhansen.de, Jan-Dirk Hansen, München: 21: Kopf, Herz, Magen-Darm, 23 Gehirn
Privat: 11 Hund
Shutterstock: Cover: Viktor1, Rimma Bondarenko, Tina Larsson, 9 Weltkarte (b.highvector), 25 Fast-Food (Le_Mon)

PROJEKTLEITUNG

Hannes Frisch

REDAKTION

Claudia Fritzsche, München

KORREKTORAT

Susanne Schneider, München

LAYOUT/GESAMTPRODUCING

LAYER-CAKE, Jürgen Kiermeier, Glonn

HERSTELLUNG

Timo Wenda

BILDREDAKTION

Merle Oetelshofen

UMSCHLAGGESTALTUNG

Vera Schlachter, Veruschkamia, München,
unter Verwendung von Motiven von shutterstock/Viktor1, Rimma Bondarenko, Tina Larsson

DRUCK UND VERARBEITUNG

Pixartprinting, Lavis
Printed in Italy

MIX
Papier | Fördert gute Waldnutzung
FSC® C147178

Penguin Random House Verlagsgruppe FSC® N001967
ISBN 978-3-517-09981-1